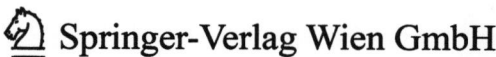

Brigitte Lueger-Schuster und
Katharina Pal-Handl

Wie Pippa wieder lachen lernte

Elternratgeber für traumatisierte Kinder

Illustrationen von Christiane Nöstlinger

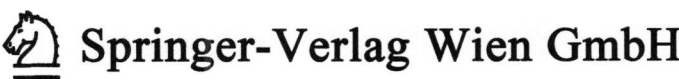 Springer-Verlag Wien GmbH

Ass.-Prof. Dr. Brigitte Lueger-Schuster
Mag. Katharina Pal-Handl
Fakultät für Psychologie, Universität Wien, Wien, Österreich

Gedruckt mit Unterstützung des Bundesministeriums für Bildung, Wissenschaft und Kunst

Das Werk ist urheberrechtlich geschützt.
Die dadurch begründeten Rechte, insbesondere die der Übersetzung, des Nachdruckes, der Entnahme von Abbildungen, der Funksendung, der Wiedergabe auf fotomechanischem oder ähnlichem Wege und der Speicherung in Datenverarbeitungsanlagen, bleiben, auch bei nur auszugsweiser Verwertung, vorbehalten.

© 2004 Springer-Verlag Wien
Ursprünglich erschienen bei Springer-Verlag/Wien 2004

springer.at

Gesamtherstellung: Druckerei Theiss GmbH, 9431 St. Stefan, Österreich, www.theiss.at

Gedruckt auf säurefreiem, chlorfrei gebleichtem Papier – TCF
SPIN: 11300403

Bibliografische Information Der Deutschen Bibliothek
Die Deutsche Bibliothek verzeichnet diese Publikation in der Deutschen Nationalbibliografie; detaillierte bibliografische Daten sind im Internet über <http://dnb.ddb.de> abrufbar.

Mit zahlreichen Abbildungen

ISBN 978-3-211-22416-8   ISBN 978-3-7091-0638-9 (eBook)
DOI 10.1007/978-3-7091-0638-9

Inhaltsverzeichnis

Einleitung   IX

Trauma: Das kann jedem passieren   3

Es gibt unterschiedliche Arten des Traumas   7

Trauma erschüttert uns   9
Wirkungen des Traumas auf Kinder   10
Entwicklung traumatischer Reaktionen im Verlauf der Zeit   13
Symptome in den ersten Wochen nach dem traumatischen Ereignis   14
Häufigkeit der posttraumatischen Belastungsstörungen   17
Stärke der Beeinträchtigung durch das traumatische Ereignis   18
Altersspezifische Reaktionen von Kindern
    nach dem Erleben eines traumatischen Ereignisses   24
Die Geschwister und Freunde von Kindern,
    die ein traumatisches Ereignis erlitten haben   29

Verständnis und Gefühle von Kindern in Bezug auf den Tod   33

Was Kinder über den Tod denken und fühlen   36
Wann, wie und was soll ich dem Kind sagen?   38
Altersspezifische Erklärungsmöglichkeiten   41

Wie trauern Kinder?   53

Jedes Kind trauert   56
Trauerreaktionen bei Kindern   57
Trauerprozess bei Kindern und Erwachsenen   59
Hilfestellungen für das Kind   64

Die Geschichte mit dem Löwen und Pippa   69

Phantasie und Geschichten   71
Der Löwe Leo-Rix   73
Einladung zur Identifikation   73

Die Sprechblase   74
Zum Umgang mit dem Bilderbuch   76

Therapie psychisch traumatisierter Kinder   77

Woran erkenne ich, wann mein Kind
   professionelle Unterstützung braucht?   79
Das Wann und Was therapeutischer Unterstützung   80
Psychologe – Psychiater – Psychotherapeut: Wer macht was?   82
Gibt es spezielle Therapiemethoden für traumatisierter Kinder?   82
Kinderpsychotherapie   85
Wie finde ich einen „guten" Therapeuten?   92
Wohin kann ich mich wenden,
   wenn ich selbst eine Unterstützung brauche?   93

Serviceteil   95

Adressen und Homepages   97
Bücher für Erwachsene   101
Kinder- und Jugendbücher zum Thema „Trauer"   102

Literaturverzeichnis   105

Anhang   113

Glossar   119

Einleitung

Trauma: das kann jedem passieren – immer wieder haben wir die Erfahrung gemacht, dass Eltern, Großeltern, Onkel und Tanten sich hilflos und überfordert fühlen, wenn sie Verantwortung für die Kinder nach einem traumatischen Ereignis übernehmen wollen. Häufig wurden uns Fragen gestellt, wie: was ist normal, worauf sollte man aufpassen, was darf man tun, was darf man nicht tun, was hilft, wie spricht man mit den Kindern darüber? Daraus ist die Idee entstanden, einen Ratgeber für Eltern und Angehörige sowie ein Bilderbuch zu entwickeln. Im Zentrum der Bücher steht Pippa, ein Mädchen nach einem traumatischen Ereignis, ihre Mutter, Onkel Arthur und der Löwe Leo-Rix*.

Im Elternratgeber beschreiben wir die unterschiedlichen Arten des Traumas, die Wirkung auf die kindliche Psyche, die Veränderungen, die sich dadurch ergeben können, Warnzeichen, wenn die Entwicklung problematisch wird. Auswirkungen auf Geschwister und Freunde werden erläutert und die Bedingungen, die ein Kind vor einer psychischen Beeinträchtigung schützen, werden dargestellt.

Ein eigenes Kapitel ist dem Verständnis der Kinder in Bezug auf den Tod gewidmet. Abhängig vom Alter und somit von der Reifung begreifen Kinder den Tod sehr unterschiedlich. Hinweise für den altersadäquaten Umgang mit dem Tod werden gegeben.

Fast immer ist mit einem traumatischen Erlebnis Trauer verbunden. Die Trauer von Kindern verläuft ebenfalls ihrem Entwicklungsstand entsprechend. Die unterschiedlichen Trauerreaktionen werden daher ausführlich beschrieben. Auch dieses Kapitel beinhaltet praktische Tipps, wie man Kindern die Trauer erleichtert und worauf besonders zu achten ist.

Die normalen Reaktionen auf ein traumatisches Ereignis und mögliche Verarbeitungsschritte werden kindgerecht für 6–10-Jährige in Form des Bilderbuches „Wie Pippa wieder lachen lernte" beschrieben. Wir möchten damit den Eltern und Angehörigen eine Geschichte in die Hand geben, die Platz und Raum für die kindliche Aufarbeitung schafft und damit verbunden den sorgsamen Umgang mit dem Kind ermöglicht. Wir wünschen uns, dass die Eltern, Großeltern, Onkel und Tanten dieses Kapitel zuerst lesen, bevor sie mit dem Kind das Bilderbuch zur Hand nehmen.

---

* Für die HelferInnen traumatisierter Kinder wurde „Lackner, Wie Pippa wieder lachen lernte – Therapeutische Unterstützung traumatisierter Kinder" entwickelt (Springer, WienNewYork, 2004).

Falls bei einem Kind nach dem traumatischen Ereignis psychische Probleme entstehen, haben wir einige Informationen über die Therapie traumatisierter Kinder zusammengestellt, z. B. woran man erkennt, dass das Kind professionelle Hilfe braucht, welche Berufsgruppen zu konsultieren sind, worauf man dabei achten soll und wohin man sich wenden kann, wenn man das Gefühl hat, selbst Hilfe zu brauchen.

Abgeschlossen wird der Ratgeber durch einen Serviceteil, der Adressen und Homepages sowie weiterführende Bücher für Kinder und Erwachsene beinhaltet.

Wir haben diesem Ratgeber eine fundierte wissenschaftliche Basis gegeben und beziehen uns in den Beschreibungen und Tipps für die praktische Hilfestellung sowie im Serviceteil auf die neuesten wissenschaftlichen Erkenntnisse im Umgang mit traumatisierten Kindern. Wir haben uns bemüht einen soliden Ratgeber für Eltern in dieser schwierigen Situation zu erstellen, damit die Kinder wieder lachen.

Brigitte Lueger-Schuster und *Katharina Pal-Handl*
Universität Wien, Arbeitsbereich Klinische und Gesundheitspsychologie,
Fakultät für Psychologie

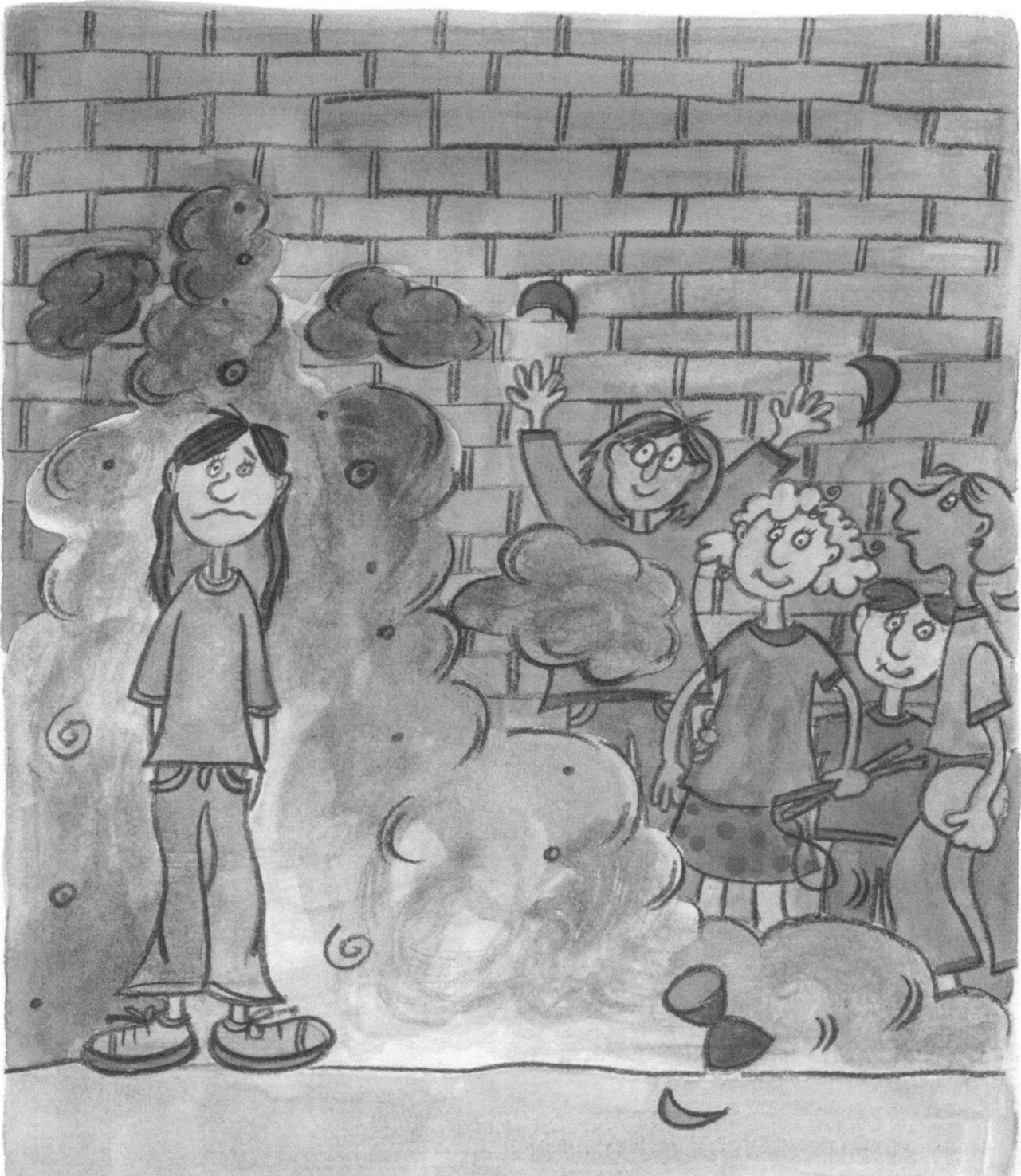

Trauma: Das kann jedem passieren

Trauma ist ein griechisches Wort, seine ursprüngliche Bedeutung ist „Wunde" oder „Verletzung". Ins Seelische übertragen, heißt Trauma eine psychische Wunde, die durch einen plötzlichen und unerwarteten Schlag hervorgerufen wurde, der jenseits der üblichen Erfahrungen liegt und dementsprechend eine starke Überforderung in der Bewältigung hervorruft. Die häufigste psychische Störung, die sich nach einem traumatischen Erlebnis entwickelt, ist die Posttraumatische Belastungsstörung, mit „PTBS" abgekürzt.

Es gibt unterschiedliche Arten des Traumas

Wir sprechen von **Trauma Typ I**, wenn es sich um ein einmaliges Ereignis handelt, z. B. ein Unfall, ein Überfall, ein Brand oder Ähnliches.
Trauma Typ II bezeichnet Ereignisse, die wiederholt und/oder andauernd traumatisierend einwirken, z. B. bei wiederholter Gewalteinwirkung in der Familie, bei sexuellem Missbrauch, bei Entführungen oder im Krieg. Typ-II-Traumatisierungen entfalten sehr viel gravierendere Folgen als die häufiger auftretenden Typ-I-Traumatisierungen.

Konkret wird ein Erlebnis zu einem traumatischen Ereignis, wenn es von folgenden Eigenschaften gekennzeichnet ist:

- Lebensgefahr – eine Konfrontation mit dem eigenen Tod oder mit dem Tod von Nahestehenden
- Bedrohung, selbst körperliche Verletzungen zu erleiden oder Angehörige könnten körperliche Verletzungen erleiden. Mit Verletzung ist hier nicht eine kleine Schnittwunde gemeint, sondern eine Wunde, die tatsächlich die körperliche Gesundheit bedroht.
- Plötzlicher Tod eines Nahestehenden: Auch wenn man erfährt, dass ein nahestehender Mensch plötzlich und unerwartet verstorben ist, sei es durch ein Unglück, durch Gewalt oder durch eine akut aufgetretene Krankheit, kann dies traumatisierende Folgen haben.
- Zeuge sein: Ist man bei derartigen Ereignissen Zeuge geworden, so kann dies ebenfalls ein Trauma hervorrufen.

> Zusammengefasst kann eine Traumatisierung auftreten, wenn man entweder selbst oder als Zeuge ein Ereignis erlebt hat, dass todesnahe ist oder eine hohe Verletzungsgefahr hervorruft, z. B. wenn man mit angesehen hat, wie jemand aus großer Höhe gefallen ist und dabei zu Tode gekommen ist, wenn man gesehen hat, wie jemand überfahren wurde oder mit einer Waffe bedroht wurde. All dies führt uns vor Augen, wie verletzlich wir sind und dass wir keineswegs in einer sicheren Welt leben.

Trauma erschüttert uns

Traumatisierung erschüttert unser Urvertrauen, es lässt uns die Welt als bedrohlich, gewaltvoll und unsicher erleben, wir können die Vorstellung nicht mehr aufrechterhalten, dass uns nichts Tragisches passieren kann und dass wir – egal welchen Alters – unsterblich sind.

Speziell bei Kindern kann ein Trauma gravierende Folgen haben, da Kinder noch viel mehr als Erwachsene glauben, dass die Welt gut ist, und ihnen ihre kleine Welt in der Regel Geborgenheit und Sicherheit bietet, weil eben die Erwachsenen rund um sie bemüht sind, ihnen genau diese Gefühle zu ermöglichen.

In den **ersten Lebensjahren** artikuliert sich ein Kind anfänglich durch Schreien, Weinen und Lächeln. Spannungen äußert es durch Weinen und Schreien, dies wird in der Regel von den Eltern sofort beantwortet, indem sie versuchen das Unbehagen zu beseitigen.

Später im Leben eines Kindes sind die Bezugspersonen ebenfalls schnell zur Stelle, wenn das Kind Unbehagen äußert. Hunger, Durst, Schmerzen, Angst, Kummer – wird von einem Kind eines oder mehrere Bedürfnisse geäußert, versuchen Erwachsene die Bedürfnisse zu beantworten: sei es, indem sie das Kind auf Möglichkeiten hinweisen, wie es selbst etwas für sich tun kann, z. B. *„Trink etwas Wasser"* oder *„Komm zu mir, erzähle, was passiert ist"*, oder indem sie das Benötigte für das Kind bereitstellen, z. B. *„Das Mittagessen ist fast fertig"* oder *„Oje, ein schlechter Traum, du kannst bei uns schlafen"*. Meist wird versucht, dem Kind eine sichere, warme, liebevolle Umgebung zu gestalten, die die Vorstellung des Kindes nährt, gut aufgehoben zu sein, und es die Erfahrung machen lässt, dass das Leben kontrollierbar ist. Das Kind kann austesten, was möglich ist, strapaziert damit die Nerven und die Geduld der Eltern, die ihm Grenzen setzen. Es kann sich aber fast immer auf den guten Willen der Eltern verlassen. Das ist gut und wichtig so, denn nur mit derartigen Erfahrungen kann sich ein Kind (und Kinder sind keine „kleinen Erwachsenen") entwickeln und reift mit dieser inneren Gewissheit zu jemandem heran, der in der Lage ist, auch Unangenehmes zu ertragen, Spannungen auszuhalten und mit Problemen umzugehen. Das Fundament dafür wird durch die sorgende Haltung der Eltern gelegt.

Wirkungen des Traumas auf Kinder

Kinder verstehen den Tod auf ihre Weise

Bricht nun dieses „sorgenfreie", entwicklungsförderliche Gefüge durch z. B. den Verlust eines Elternteiles durch Tod zusammen, so fällt das Kind gleichsam aus allen Wolken. Kein Bravsein, keine Äußerung des Unmutes, der Verzweiflung, der Angst können den Elternteil zurückbringen, wieder lebendig machen und die Welt wieder heil machen. Dieser Verlust ist unwiderruflich und nicht nachvollziehbar, weil das Kind zum einen die entwicklungsmäßigen Voraussetzungen, den Tod zu begreifen, nicht hat und weil es zum anderen plötzlich in einer irritierten Umwelt lebt, die hinterbliebenen Erwachsenen seiner Familie sind selbst betroffen, auch ihre Welt ist erschüttert.

Die Erwachsenen wissen nicht, wie sie dem Kind den Tod erklären. Sie sind selbst betroffen.

Die Verunsicherung *„Wie gehe ich mit dem Kind jetzt um?"* beginnt beispielsweise häufig schon mit den Fragen: *„Kann ich meinen Kind sagen, dass Papa Selbstmord begann hat?, dass Opa beim Mittagessen einen Herzinfarkt hatte?, dass Mama einen Autounfall hatte, der tödlich war?"*
Und wenn ja, wie kann ich es ihm sagen, gibt es einen schonungsvollen Weg vor dieser grausigen Wahrheit? Soll ich mein Kind mit zum Begräbnis nehmen? Oder nach diesem Unfall: Kann ich mit meinem Kind drüber reden, soll ich mit ihm reden? Es wirkt so, als wäre eigentlich nichts geschehen, am besten ich lasse es, dann kann mein Kind leichter vergessen. Oder: Sein Bruder ist beim Schwimmen verunglückt, belastet ihn das? Seit diesem Unglück ist er so brav, ob dies was zu bedeuten hat?

Diese und noch viele andere Fragen mehr beschäftigen Eltern und Hinterbliebene von traumatisierten Kindern, also von Kindern, die in die oben beschriebenen Ereignisse (hauptsächlich Typ-I-Traumata) verwickelt wurden.

Sexuelle Gewalt und Gewalt in der Familie „erfordern" Behandlung des Kindes

Wir wenden uns nicht an die Kinder, die in Typ-II-Traumata involviert waren, zu komplex, zu belastend sind diese Erfahrungen, als dass ein Bilderbuch mit Hilfestellungen für die Eltern geeignet wäre, geht es doch in diesen Fällen immer vor allem um das Problem, dass die Eltern nicht in der Lage waren, ihr Kind vor Gewalt und Missbrauch zu schützen. Ihre Schuldgefühle – ob angebracht oder nicht –, die Schuldzuweisungen und Gefühle (Schuldgefühle, Wut, Angst, Zuneigung zum Täter...) der Kinder gegenüber den hilflosen Eltern oder dem hilflosen Elternteil sind nur mit Hilfe professioneller Unterstützung zu bearbeiten, hier kann unser Buch nicht helfen.

Trauma erschüttert

- das Vertrauen in die Welt und in das Leben: Das Gefühl, geborgen zu sein, kommt abhanden,
- die Werte, an die man bisher geglaubt hat, z. B. Vorstellungen, was „gut" und „böse" ist wie auch religiöse oder kulturelle Normen, können sich verändern oder in Frage gestellt werden,
- die Regeln, nach denen das Leben funktioniert hat (warum soll man noch Zähne putzen, in die Schule gehen?) – Nichts kann mein Unglück lindern und hat noch Sinn,

- der Glauben an eine „gerechte" Welt ist erschüttert, denn eine gerechte Welt hätte dieses Ereignis nicht erlaubt.

Trauma unterbricht

- das bisherige Leben, weil es eine Begegnung mit dem Tod ist, und zwar keine zu erwartende Begegnung, auf die man sich vorbereiten konnte, sondern eine plötzliche, die alle Gefühle und Gedanken heftig durcheinanderbringt und die Möglichkeiten damit umzugehen, z. B. einen Tod zu bewältigen, schlicht überfordert.
- Es ist ein Bruch zwischen Vergangenheit und Zukunft: Zwischen gestern und heute ist plötzlich die Verbindung unterbrochen. Die Zukunft verliert ihre Vorhersehbarkeit, es ist nicht mehr klar, dass man die Schule abschließen wird, in eine neue übertreten wird, dass man in zwei Monaten ausgelassen Geburtstag feiert und im Sommer bei Oma und Opa im Schwimmbecken plantscht. Das zeitliche Verständnis von Kindern ist begrenzt – die Zukunft ist oft morgen. Gut gemeinte Versprechungen, die tröstend wirken sollen, wie: „Im Sommer werden wir auf Urlaub fahren", sind für das Kind nicht vorstellbar und nützen von daher leider nichts.
- Durch den traumatischen Bruch entsteht ein gedankliches und gefühlsmäßiges Festhalten an das Ereignis, dass auch Spuren im Körper hinterlässt, z. B. in der Hormonproduktion. Auch das Gehirn ist durch das Ereignis in der Informationsverarbeitung überfordert. Der Gedanke an die Zukunft ist fast nicht möglich.
- Erst mit der Zeit – wenn sich die traumatischen Reaktionen zurückgebildet haben – erscheint die Zukunft weniger beängstigend.

Zusammenfassend:
Ein traumatisches Ereignis überfordert sowohl Erwachsene wie auch Kinder in ihren Möglichkeiten, mit den Ereignissen des Lebens zurechtzukommen. Das Gefühl, das Leben im Griff zu haben, wird deutlich herabgesetzt und Sinn im Leben zu finden erscheint nach einem traumatischen Ereignis für viele fast unmöglich.

Entwicklung traumatischer Reaktionen im Verlauf der Zeit

Unmittelbar nach dem Trauma (Schockphase)

Der Körper stellt sich auf Flucht ein, der Blutdruck ist angestiegen, die Muskelanspannung ist erhöht, der Herzschlag ist beschleunigt, die Atmung geht schnell und oberflächlich.

Auch Stresshormone werden vermehrt freigesetzt, die Informationsübertragung im *Gehirn* ist eingeschränkt, die linke Hirnhälfte (instinktiv-emotional) ist aktiver als die rechte Hirnhälfte (rationale Seite).
Der Mandelkern (Amygdala), der im Gehirn für die Kontrolle von Gefühlen, ausgelöst durch körperliche Reize und emotionale Erinnerungen, zuständig ist, z. B. Angst- und Bedrohungsgefühle, ist sehr aktiv, d. h. die Wahrnehmung wird durch die Angstgefühle beeinflusst. Hören, Sehen, Riechen, Spüren können durcheinander geraten, z. B. kann einer dieser Wahrnehmungskanäle in den Vordergrund rücken. Man hört beispielsweise sehr genau und kann sich später auch sehr gut an die Geräusche und an die damit verbundenen Gefühle erinnern, man kann aber nicht wiedergeben, wie die traumatische Situation ausgesehen hat. Manche Personen berichten auch, dass der Geruch im Vordergrund der Erinnerung steht. Daher ist es für Betroffene von traumatischen Situationen auch manchmal schwierig, den Vorgang selbst genau und detailliert zu beschreiben, die Eindrücke verschwimmen und bleiben bis auf den, der in der Situation im Vordergrund war, auch vage. Daraus lässt sich bereits erkennen, wie wichtig es ist, immer wieder über das traumatische Ereignis zu reden, denn nur ein aktives, in kleinen Schritten vorgehendes damit Auseinandersetzen hilft, diese vielen Informationen zu ordnen und dadurch zu verarbeiten. Wichtig ist dabei, dass man nur in kleinen Dosierungen darüber spricht, denn ein zu schnelles und zu vieles „darüber Reden" kann die schmerzhaften Gefühle und Erinnerungen wieder hervorrufen. Daher sollte man nur soweit darüber reden, wie es ein Kind zulässt. Wenn es ruhig wird, sich abwendet oder zu zappeln beginnt, sollte man aufhören und etwas tun, wo sich das Kind entspannen kann, z. B. es in den Arm nehmen oder etwas spielen.

Psychologisch passiert während des traumatischen Ereignisses und kurz danach Folgendes:

Die Eindrücke und das Erleben sind durcheinander und zerstückelt. Die Erfahrung kann schwer wieder gegeben werden, beim Erzählen kommt man ins Stocken, manchmal kann man gar nichts wiedergeben. Darüber hinaus sind die Betroffenen auf der Hut, sie haben gleichsam einen großen Radarschirm aufgespannt, der die Umgebung ununterbrochen nach neuen Gefahrenquellen untersucht. So versuchen die Betroffenen sich vor neuen Traumatisierungen zu schützen.

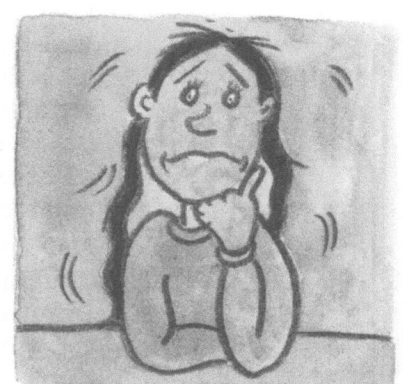

Weitere Entwicklung

Dieser Schockphase folgt eine Phase, in der die Betroffenen nicht wahrhaben wollen und nicht wahrhaben können, was passiert ist. Sie erleben das Geschehen, als wären sie in einem Film, als wäre es nicht ihnen passiert, als würden sie sich dabei zuschauen. Sie fühlen sich, vor allem ihren Körper, als wäre er eine Maschine. Manche werden teilnahmslos, ziehen sich zurück oder sind auch nicht ansprechbar, d. h. sie reagieren kaum darauf, wenn sie angesprochen werden. Andere sind aufgewühlt, stehen unter starker Anspannung, können nicht ruhig bleiben, müssen sich bewegen und Lärm machen, fangen zu schreien an oder weinen laut. Je nach Temperament verschärfen sich die Verhaltensweisen (ein ängstliches Kind wird noch ängstlicher, ein weinerliches Kind noch weinerlicher etc.).

Angst und Bedrohung erleben alle Personen nach einem traumatischen Ereignis, egal wie alt sie sind und in welcher Weise sie betroffen sind.

> In der Folge entwickeln sich bei fast allen Menschen einige Symptome, die in der Regel vier Wochen nach dem traumatischen Ereignis wieder abklingen. **Diese Symptome sind normale Reaktionen auf ein außergewöhnliches Ereignis,** dennoch sind sie anstrengend zu durchleben, sie verursachen immer wieder die Angst, verrückt zu werden, und ein beträchtliches Ausmaß an psychischem Leid. Dieser Bewältigungsprozess kostet Kraft und Zeit.

Symptome in den ersten Wochen nach dem traumatischen Ereignis

- Sehr lebhafte *Nachhallerinnerungen*, das sind Erinnerungen, die sehr lebendig sind, sie tauchen quasi als Film oder als Filmausschnitt des Ereignisses auf, manchmal fühlen sich Menschen so, als wären sie wieder mitten im Ereignis. Die Nachhallerinnerungen können mit Ton sein, sie können die Gerüche wieder produzieren und man kann sie nur schwer kontrollieren.
- *Vermeidungsverhalten:* Damit ist gemeint, dass Menschen, die ein traumatisches Ereignis überlebt haben, versuchen alles zu vermeiden, was mit dem Ereignis in Zusammenhang stehen könnte, also z. B. den Ort, wo es passiert ist, oder Menschen, die damit verbunden sind; versuchen diese oben beschriebenen Nachhallerinnerungen sowie andere Erinnerungen daran zu unterdrücken.
- *Alpträume:* Sie haben meistens einen Teil des Traumas oder das gesamte traumatische Ereignis zum Inhalt, manchmal kann sich eine Person im Traum auch aus der Situation befreien. Trotzdem sind diese Träume immer von starker körperlicher Aufregung begleitet, z. B. von heftigem Herzklopfen oder Schwitzen nach dem Erwachen aus dem Traum.

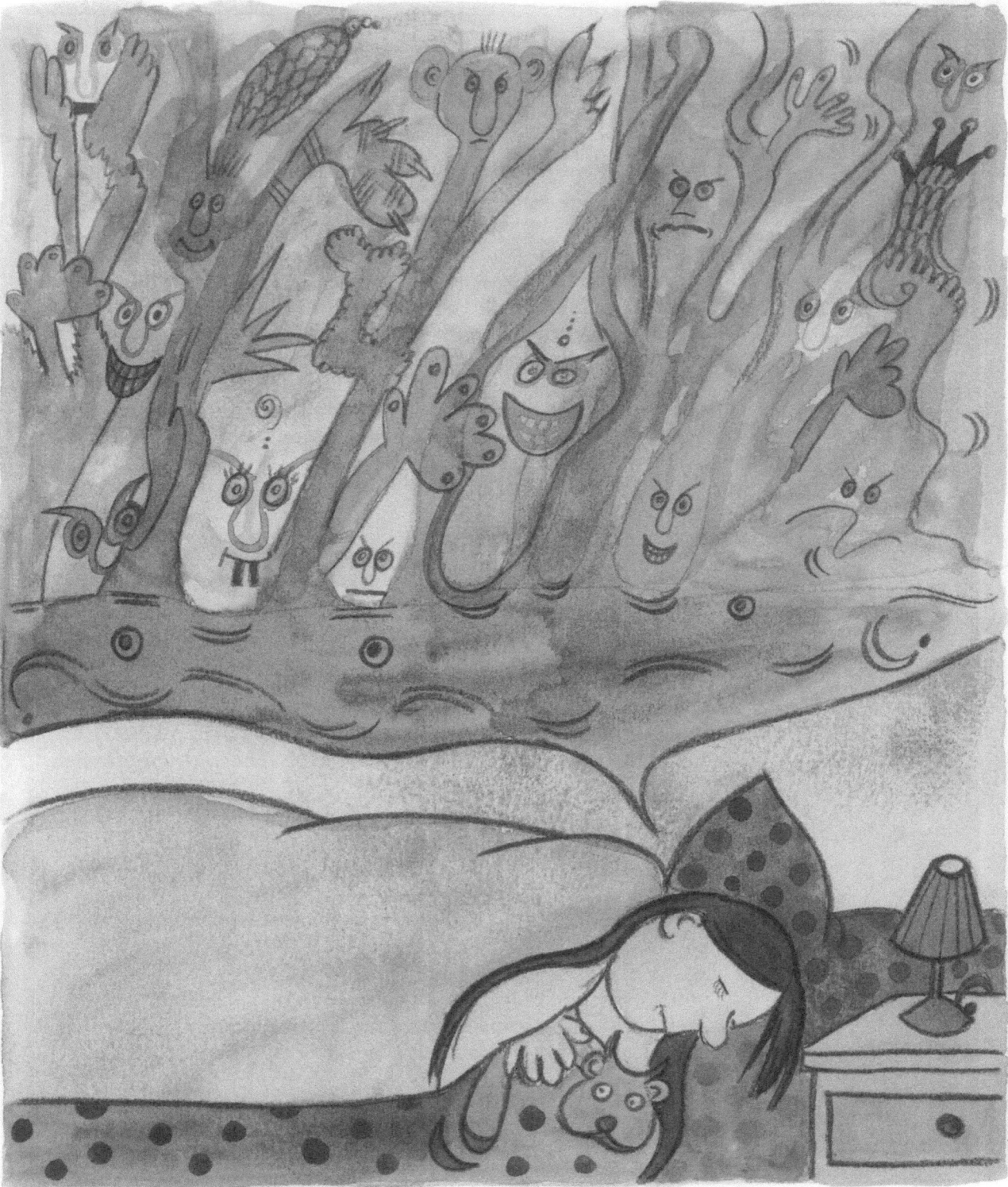

- *Ängste, Bedrohungsgefühle:* Hier handelt es sich ebenfalls um immer wieder auftretende Ängste und belastende Gefühle, die sich auf das Ereignis beziehen.
- *Depressionen, Verzweiflungsanfälle:* Da jedes Trauma mit dem Tod – wenn nicht konkret, dann als Thema – verbunden ist, sind Verzweiflung und Depression nahezu unvermeidlich. Verstärkt werden diese Gefühle noch durch die körperliche Erschöpfung und das Realisieren, was eigentlich alles passiert ist.
- *Scham- und Schuldgefühle:* Fast jede Person, die ein Trauma überlebt hat, schämt sich dafür, obwohl es objektiv keine Gründe dafür gibt. Man kann diese Scham vielleicht damit erklären, dass der Mensch einer Situation hilf- und wehrlos ausgesetzt war und sich dadurch völlig entblößt fühlte. Schuldgefühle entstehen nahezu immer, sie beziehen sich auf ein Versagen in der Verhütung des Ereignisses, auch dann, wenn man keine Einflussmöglichkeit hatte, z. B. kann sich jemand schuldig fühlen, weil er unbedingt in den Urlaubsort fahren wollte, wo der Partner dann später durch die Schneelawine umgekommen ist.
- *Essen, Appetit:* Wie immer, wenn man aus dem Gleichgewicht kommt, zeigen sich auch nach traumatischen Ereignissen Essprobleme – entweder zuviel oder zu wenig – die sich bei fast allen Betroffenen nach einigen Wochen wieder zurückbilden. Dies gilt sowohl für Kinder als auch für Erwachsene.
- *Zwang, sich immer wieder mit dem Trauma auseinanderzusetzen:* Hier geht es vor allem um die Suche nach Informationen des Herganges, man fühlt sich fast süchtig danach, neue Informationen zu finden. Dadurch werden immer wieder die Erinnerungen und Bilder wachgerufen. Auch dies ist ein Zeichen dafür, dass die Informationsverarbeitung noch nicht ausreichend gelungen ist.
- *Suchtentwicklung:* Jugendliche und Erwachsene versuchen durch Einnahme von Alkohol, Nikotin und illegalen Suchtmitteln oder Medikamenten die starke innere Unruhe, die wiederkehrenden Erinnerungen und Gedanken an das traumatische Ereignis sowie Gefühle von Angst und Schuld zu dämpfen. Diese Form des Sich-selbst-Verabreichens von beruhigenden Mitteln kann sehr gefährlich sein, denn wenn die Wirkung ausklingt, benötigt es wieder eine Einnahme, die beruhigend wirkt. Mit der Zeit braucht es eine höhere Dosierung, damit die erwünschte Wirkung erzielt wird, dies kann somit der Einstieg in die Suchterkrankung sein. Verordnet der Arzt Medikamente, so ist den Anweisungen des Arztes unbedingt Folge zu leisten.

Zusammengefasst: Diese Symptome treten bei nahezu allen Betroffenen nach einem traumatischen Ereignis auf, bei fast allen Personen gehen sie aber auch von selbst wieder zurück. Rund 8% der Bevölkerung allerdings erkranken an einer Posttraumatischen Belastungsstörung (PTBS).

Häufigkeit der posttraumatischen Belastungsstörungen

Je nach traumatischer Situation ist das Risiko, an der PTBS zu erkranken, unterschiedlich, wie die Tabelle[1] zeigt:

Tabelle 1: Stichprobe unter 14- bis 24-Jährigen aus Deutschland[35]

Art des Traumas	PTBS* nach Trauma-Art (Lebenszeitinzidenz [%]), d. h. wie viele Prozent der Betroffenen erkranken	Trauma mit der schlimmsten Wirkung
Vergewaltigung	>50,0	!!!!
Krieg	25,0	!!!
sexueller Missbrauch als Kind	30,6	!!
andere Traumen	15,5	!
Unfall-/Gewaltzeugen	2,4	
andere körperliche Gewalt	1,74	

* PTBS = Posttraumatische Belastungsstörung

Tabelle 2: Anteil von Menschen, die nach einem Trauma im Laufe ihres Lebens eine PTBS entwickeln (= Lebenszeitprävalenz), nach Geschlecht (in %): Zahlen aus den USA[21]

TRAUMA	Männer		Frauen	
	erleben Ereignis [%]	entwickeln PTBS [%]	erleben Ereignis [%]	entwickeln PTBS [%]
Naturkatastrophe	18,9	3,7	15,2	5,4
Krimineller Angriff	11,1	1,8	6,9	21,3
Kampfsituationen	6,4	38,8	0,0	–
Vergewaltigung	0,7	65,0	9,2	49,5
alle Traumen	60,7	8,1	51,2	20,4

Stärke der Beeinträchtigung durch das traumatische Ereignis

Hier sind vier Bereiche zu nennen:
- Art und Ausmaß (Qualität und Quantität) des Traumas
- Zeitpunkt, d. h. das Lebensalter des Kindes
- Verfassung (die Konstitution) des betroffenen Kindes
- Schutzfaktoren, die das Umfeld bietet

Art und Ausmaß des Traumas

Hier unterscheidet man zwischen einmaligen und chronischen Traumata (Trauma Typ I und II).

Einmalige Traumata sind z. B. ein Autounfall oder das Miterleben eines Unfalles oder das Erleben einer aggressiven Handlung (z. B. ein Kind erlebt einen Überfall in einem Supermarkt).

Chronische Traumata sind z. B. Ereignisse wie Krieg und/oder Flucht, länger dauernde Katastrophen wie z. B. ein Hochwasser oder der plötzliche und unerwartete Verlust eines Elternteiles.

Zu den chronischen Traumata zählt man aber auch die innerfamiliären Traumatisierungen, wie z. B. Vernachlässigung, Gewaltausübung oder im schlimmsten Fall sexuelle Gewaltausübung durch einen Elternteil oder einen Verwandten.

Sexueller Missbrauch und seine Folgen sind nicht Thema dieses Buches, da bei innerfamiliärem sexuellen Missbrauch das Familiengefüge eine besondere Rolle spielt. In Trauma-Situationen wie z. B. dem Erleben eines Unfalles mit einem Auto ist das so nicht der Fall, da die Eltern oder ein Elternteil eine beschützende Rolle ausübt. Im Falle eines sexuellen Missbrauches durch z. B. einen Elternteil, einen Verwandten oder Freund der Familie erlebt das Kind, dass der Schutz durch die Familienangehörigen nicht gegeben ist, es kann sich also nicht vertrauensvoll an ein Familienmitglied wenden; Angst, Hilflosigkeit, Ratlosigkeit und andere negative Folgen werden so noch stärker. Die psychischen Folgen derartiger Situationen brauchen unbedingt professionelle Hilfe und Behandlung.

Einmalige traumatische Ereignisse müssen die Entwicklung eines Kindes nicht unbedingt nachhaltig beeinträchtigen. Dennoch kann das einmalige Trauma als unverarbeitete Erfahrung im Gedächtnis bleiben und immer wieder „wach und lebendig" als Erinnerung werden, wenn sich ähnliche Situationen ereignen. Diese Erinnerungen können nicht nur gedankliche Erinnerungen sein, sondern auch Erinnerungen, die im Körper sind, durch z. B. körperliche Empfindungen, die das Angstgefühl und die Bedrohung von „damals" wieder auslöst (vergleiche auch die Tätigkeit des Mandelkerns). Manchmal können durch eine körperliche Empfindung oder durch einen äußeren Anlass die traumatischen Reaktionen wieder ausgelöst werden, wenn sie nicht ausreichend verarbeitet werden konnten. Daher ist es wichtig, über das Ereignis mit dem Kind zu sprechen, damit die Erfahrung verarbeitet werden kann (näheres siehe Kapitel „Die Geschichte mit dem Löwen und Pippa").

Chronische Traumata – also Erfahrungen, die lange andauern oder wiederholt auftreten, aus denen eine Flucht nahezu unmöglich ist, Erfahrungen, die grausam sind und denen man nicht entkommen kann, oder Erfahrungen, die einen unwiederbringlichen Verlust zum Inhalt haben – führen häufig zu schwerwiegenderen Reaktionen des Kindes.
Zu nennen sind:
„Deckerinnerungen"*: Das sind Erinnerungen, die eine andere Erinnerung verdecken oder verstecken, so kann sich ein Kind z. B. an das Aussehen seiner Schuhe und an den Geruch des Zimmers erinnern, verbunden mit einem unangenehmen Schuld- oder Schamgefühl, nicht aber daran, wie die konkrete traumatische Situation gewesen ist. Taucht irgendwo dieser Geruch wieder auf, so taucht auch das Kind wieder in diese Deckerinnerung – also in die Erinnerung an das Aussehen seiner Schuhe – ein, ohne sich an die gesamte traumatische Situation erinnern zu können.

Amnesien sind Erinnerungsdefizite rund um die traumatischen Situationen: Zum Beispiel kann man sich weder an das erinnern, was in der traumatischen Situation passiert ist, noch was danach kam. Amnesien werden auch Gedächtnisverlust genannt. Die Amnesie kann zeitweilig oder andauernd sein. Sie kann sich auf Teile des traumatischen Geschehens oder auf das gesamte traumatische Geschehen beziehen. Ihre Ursachen können organischer oder funktionaler Natur (hilft das Unerträgliche zu ertragen, da man es eben „vergessen" hat) sein. Man unterscheidet zwischen retrograder und anterograder Amnesie:
Bei der *retrograden Amnesie* entsteht ein Gedächtnisverlust für die Zeitspanne vor einem schädigenden Ereignis. Beispiel: Bei einem epileptischen Anfall oder bei einer Gehirnerschütterung kann es passieren, dass sich die Person an die Minuten oder Stunden vor dem schädigenden Ereignis nicht mehr erinnern kann.
Bei der *anterograden Amnesie* entsteht ein Gedächtnisverlust für die Zeitspanne nach einem schädigenden Ereignis. Beispiel: Eine Person kann nach einem Unfall bei oberflächlicher Untersuchung auf einen Außenstehenden unauffällig wirken. Sie hat aber keine Erinnerung mehr an das in diesem Zeitraum Erlebte.

---

* **Was ist eine Deckerinnerung?** Über viele Jahre hinweg bedeutete „Deckerinnerung" ein Bruchstück einer Sinneserinnerung, das die Gefühle des gesamten Ereignisses in sich trug. Auf diese Weise erinnert sich ein Kind, das angestarrt und aus der Fassung gebracht wurde, während man es ausgeschimpft hat, später vielleicht an seine/ihre Schuhe, zusammen mit einem lebhaften Gefühl von Scham und Wut. Oder ein vorüberstreichender Geruch von Zimt kann all die Gefühle wachrufen, die man hatte, wenn man der Großmutter beim Kochen zugesehen hat.

Eine weitere Reaktion sind sogenannte *dissoziative Mechanismen*. Sie kann man am besten mit dem Wort Abspaltung übersetzen. Es gibt zwei Hauptformen dieses psychischen Mechanismus.

Die *Derealisation* gibt einem das Gefühl, als wäre alles, was geschieht, nicht real, man erlebt es, als würde man es im Kino sehen, das Kind verspürt kein Gefühl, während es sich in diesen Situationen befindet, außer, dass es etwas erlebt, das nicht real ist.

Ein zweiter psychischer Mechanismus heißt *Depersonalisation*. Er umfasst das Empfinden, sich selbst fremd zu sein, sich selbst fremd zu finden, z. B. schaut sich das Kind dabei zu, wie es sich in den schlimmen Situationen verhält, erlebt dabei, wie es dem Täter entkommt, und weiß gleichzeitig, dass es lieb und brav sein soll, damit es nicht noch schlimmer wird.

Sowohl die Derealisation als auch die Depersonalisation sind während und kurz nach den traumatischen Ereignissen sehr wichtige Schutzmechanismen, man kann sie als Überlebensmechanismen bezeichnen. Sie erlauben es, die traumatische Situation zu ertragen und das Richtige zu tun, um zu überleben. Halten diese Abspaltungen allerdings länger als vier Wochen an, d. h. hat man länger als vier Wochen etwa das Gefühl, sich selber fremd zu sein, alles wie im Film erlebt zu haben, dann sollte man behandelt werden, da diese Schutzmechanismen auf Dauer vom Betroffenen eben „befremdlich" und störend erlebt werden. Die meisten Betroffenen (Kinder wie Erwachsene) haben Angst, verrückt zu sein.

Ein milderer Schutzmechanismus ist die *Verleugnung*. Hier erzählen Kinder die Ereignisse beispielsweise mit dem Zusatz „Is eh nicht so schlimm" oder sie lächeln während der Erzählung oder sagen sich selbst: „War nicht so tragisch", d. h. sie verleugnen vor sich und auch den anderen Personen, dass sie riesige Angst, wenn nicht sogar Todesangst hatten. Diese Angst war so gewaltig, dass man sie nicht eingestehen kann, also muss man sie verleugnen, um sie auszuhalten. Andere sind so traurig, dass sie diese Trauer nicht eingestehen können, zu bedrohlich für das Weiterleben wäre die Trauer.

Ein ganz andere Reaktion auf die chronische Traumatisierung sind so genannte *Affektdurchbrüche*. Hier ist keine Selbstkontrolle von Impulsen mehr möglich. Das Kind ist nicht in der Lage einen Impuls, zur Zerstörung eines Gegenstandes, einen Impuls, sich selber zu verletzen, oder andere zu verletzen, zu kontrollieren. Milder sind Affektdurchbrüche in Form von Selbstanklagen und Selbstvorwürfen. Auch hier geht man mit sich selbst nicht liebevoll um, tut nichts um sich zu erholen, sondern „quält" sich mit Überlegungen, wie „schlecht" man ist und dass man „diese Strafe verdient habe". Weiters zu nennen ist die Umkehr von Affekten, d. h. die Verzweiflung wird durch gespielte Sorglosigkeit und Unbeschwertheit übertönt.

> Die Folgen von chronischer Traumatisierung sind jedenfalls **meist** entwicklungshemmend, die gesamte Energie wird für das Bemühen eingesetzt, sich der traumatischen Situation anzupassen, d. h. sie zu überleben.

Traumatisierung: direkt oder indirekt

Eine weitere Unterscheidung in der Traumatisierung wird gemacht, in dem man fragt, ob das Kind selber traumatisiert ist (direkte Traumatisierung) oder ob Angehörige von der Traumatisierung betroffen sind (indirekte Traumatisierung). Beides kann durch die Art und Weise, wie damit umgegangen wird, von Eltern oder Verwandten gut aufgefangen werden. Das Schwierigste ist für Kinder in traumatischen Situationen, in denen sie einen Angehörigen verloren haben (Elternteil, Geschwister, Großelternteil), immer die verlustbedingte Trennung, weil Kinder sich allgemein mit Trennung schwer tun. Wir kennen alle die Kraft, die Kinder entwickeln können, wenn man sie z. B. irgendwo belässt, wo sie sich fremd fühlen, wie bei ärztlichen Untersuchungen oder in einer neuen Schule. Wie viel schlimmer und schwieriger zu verstehen ist für ein Kind dann die Erfahrung einer endgültigen Trennung, die durch nichts aufhebbar ist.

Zeitpunkt, d. h. das Lebensalter des Kindes

Hierbei gibt es zwei wesentliche Fragen:
1. Wie können Kinder aufgrund ihrer jeweiligen Entwicklungsstufe den Tod verstehen?
2. Wie trauern Kinder?

Beide Fragen sind von hoher Bedeutung, sie werden in den Kapiteln „Verständnis und Gefühle von Kindern in Bezug auf den Tod" und „Wie trauern Kinder?" beantwortet.

Verfassung des betroffenen Kindes

Um eine entsprechende Antwort über die Gefährdung des Kindes, eine PTBS zu entwickeln, geben zu können, werden in einem ersten Schritt die so genannten objektiven Risikofaktoren beschrieben.

Bestimmte traumatische Situationen haben ein größeres Risikopotential, eine PTBS hervorzurufen, als andere. Die folgenden objektiven Merkmale haben eine starke traumatische Wirkung:[39]

- Opfer oder Zeuge direkter Lebensbedrohung zu sein
- Verletzung der eigenen Person, wobei vor allem das subjektive Erleben der Todesgefahr und das Ausmaß der körperlichen Schmerzen die Schwere der Belastung bestimmen
- Zeuge sein von Bedrohungen, Misshandlungen, Verstümmelungen oder ungewöhnlichen Todesarten; wobei die Nähe der Beziehung zu den Betroffenen eine entscheidende Rolle spielt
- das erlebte Ausmaß der Gewalt – der tatsächlichen oder befürchteten
- Grad der Brutalität und Feindseligkeit (vor allem bei nahe stehenden oder bekannten Tätern)
- Erleben von Hilflosigkeit bei Hilfe und Verzweiflungsschreien anderer

- Gefangenschaft, Folter
- Unerwartetheit und Zeitdauer der traumatischen Erfahrungen
- selbst bedrohliche oder gewalttätige Handlungen zu begehen (Täter sein)

Diese situationsspezifischen Faktoren stehen mit dem Auftreten und der Intensität einer PTBS bei Kindern und Jugendlichen in einem deutlichen Zusammenhang. Eine schwere PTBS kann einen Risikofaktor für zusätzliche Erkrankungen, vor allem Depression und Angststörungen, darstellen.

Die traumatische Reaktion mit ihrer permanenten Belastung und der damit verbundenen Entmutigung und Beeinträchtigung des Kindes und seiner Familie kann eine Reihe zusätzlicher Schwierigkeiten schaffen. Dies kann gravierende Beeinträchtigungen der Leistungsfähigkeit von Kindern und Jugendlichen in der Schule haben.[34, 61]

Aber auch die Schuldgefühle – objektiv vorhanden und/oder subjektiv empfunden – sind ein Risikofaktor für die Schwere und Dauer einer PTBS.[41]

Weitere Symptome wie anhaltende Schlafstörungen und traumaspezifische oder allgemeine Ängste und übertriebene Schreckreaktionen sind wichtige Faktoren der Risikobewertung für die momentane psychosoziale Situation des Kindes und seiner Familie und den weiteren Entwicklungsverlauf.[39]

Eine Übersicht der verschiedenen Befunde und Informationen aus aktuellen Studien zur traumatischen Belastung von Kindern und Jugendlichen lässt folgende allgemeine Aussagen zu:

- Kinder, die verschiedenen Arten von traumatischer Situationen ausgesetzt waren, zeigen ähnliche Symptome im Sinne einer PTBS.
- Häufigste Symptome nach einem Trauma im Kindesalter sind Schlafstörungen und Angststörungen.
- Durch das Trauma negativ veränderte Erwartungen an die eigene Zukunft stellen eine wesentliche Beeinträchtigung des weiteren Entwicklungsverlaufes dar.[39]

Faktoren, die das Risiko erhöhen, eine PTBS zu entwickeln – die Verfassung des Kindes

- frühere traumatische Lebenserfahrungen[42]
- bereits vorhandene psychiatrische Auffälligkeiten[40]
- altersbedingtes Fehlen des sprachlichen Ausdrucks für innerpsychische Vorgänge bei Kleinkindern
- psychosoziale Belastungen im sozialen Umfeld des Kindes, z. B. Arbeitslosigkeit bei einem Elternteil, Erkrankung eines Elternteiles, behindertes Geschwisterkind ...
- akute Belastungsreaktionen der Eltern, d. h. wenn die Eltern vom Trauma sehr betroffen sind
- schwierige sozioökonomische Bedingungen, z. B. sehr beengte Wohnverhältnisse

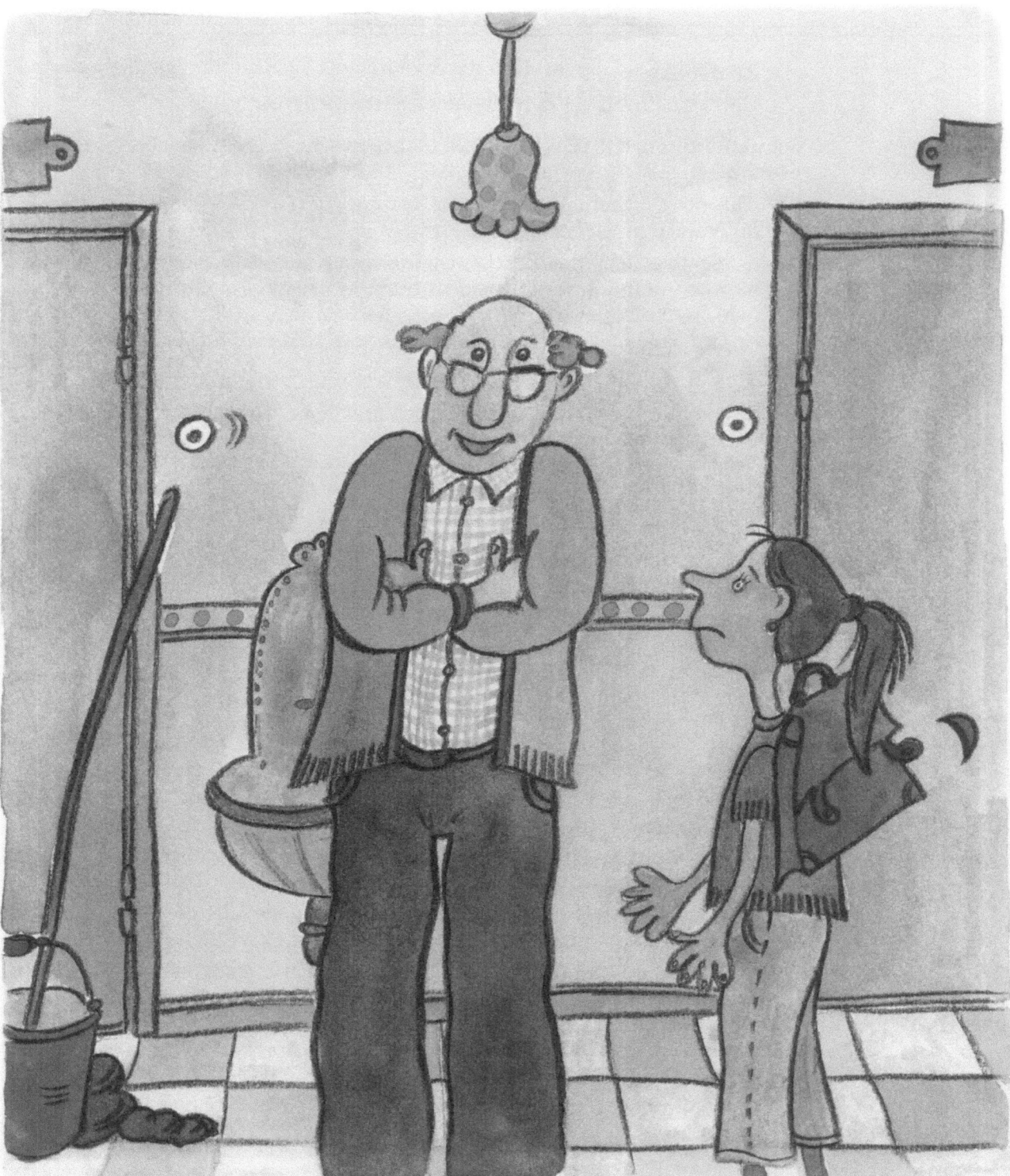

– zu wenig Geld, um an Freizeitaktivitäten der Gleichaltrigen teilnehmen zu können, erschweren die soziale (Re-)Integration

Schutzfaktoren, d. h. Faktoren, die im Leben eines Kindes gegeben sind und es schützen
- Objektive Sicherheit und Schutz vor erneuter Traumatisierung: Man befindet sich an einem sicheren Ort.
- Subjektive Sicherheit durch sicherheitsvermittelnde Beziehungen – familiär, extrafamiliär oder therapeutisch: Man kann sich auf eine Bezugsperson so richtig verlassen.
- Ausdrucksmöglichkeiten für die Befürchtungen, Sorgen und Empfindungen:
   a) subsymbolisch bzw. in der Aktionssprache des Kindes, z. B. im Spiel
   b) symbolisch nonverbal z. B. durch kreativen Ausdruck und Gestaltung: malen, zeichnen, formen.
   c) verbal: Geschichte des Ereignisses erzählen.
- Entwicklung einer Zukunftsperspektive.
- Verständnis und Verlässlichkeit sowie Klarheit über Möglichkeiten und Grenzen seitens der Eltern, aber auch des Behandlungsteams z. B. im Krankenhaus. Das Kind sollte erkennen und verstehen können, dass man etwa die Alpträume nicht wegzaubern kann oder dass das Geschwister verstorben ist.
- Schulischer Erfolg, eine angenehmes Familienklima, Intelligenz und gute Gesundheit schützen ebenfalls vor der Entwicklung einer PTBS nach traumatischen Ereignissen.

Altersspezifische Reaktionen von Kindern nach dem Erleben eines traumatischen Ereignisses

Der Vollständigkeit halber – obwohl sich das Buch auf die Reaktion von Kindern zwischen sechs und zehn Jahren richtet – führen wir auch die Reaktionen von Vorschulkindern und Jugendlichen an, denn: Kinder haben Geschwister.

Typische Reaktionen von Kindern bis etwa sechs Jahren
- Angst vor Dunkelheit oder vor Tieren
- Anklammern an die Eltern
- starke Unruhe in der Nacht, gestörter Schlaf
- Kontrollverlust über Blase und Darm (auch wieder untertags) bzw. Bettnässen, obwohl die Sauberkeitserziehung bereits abgeschlossen war

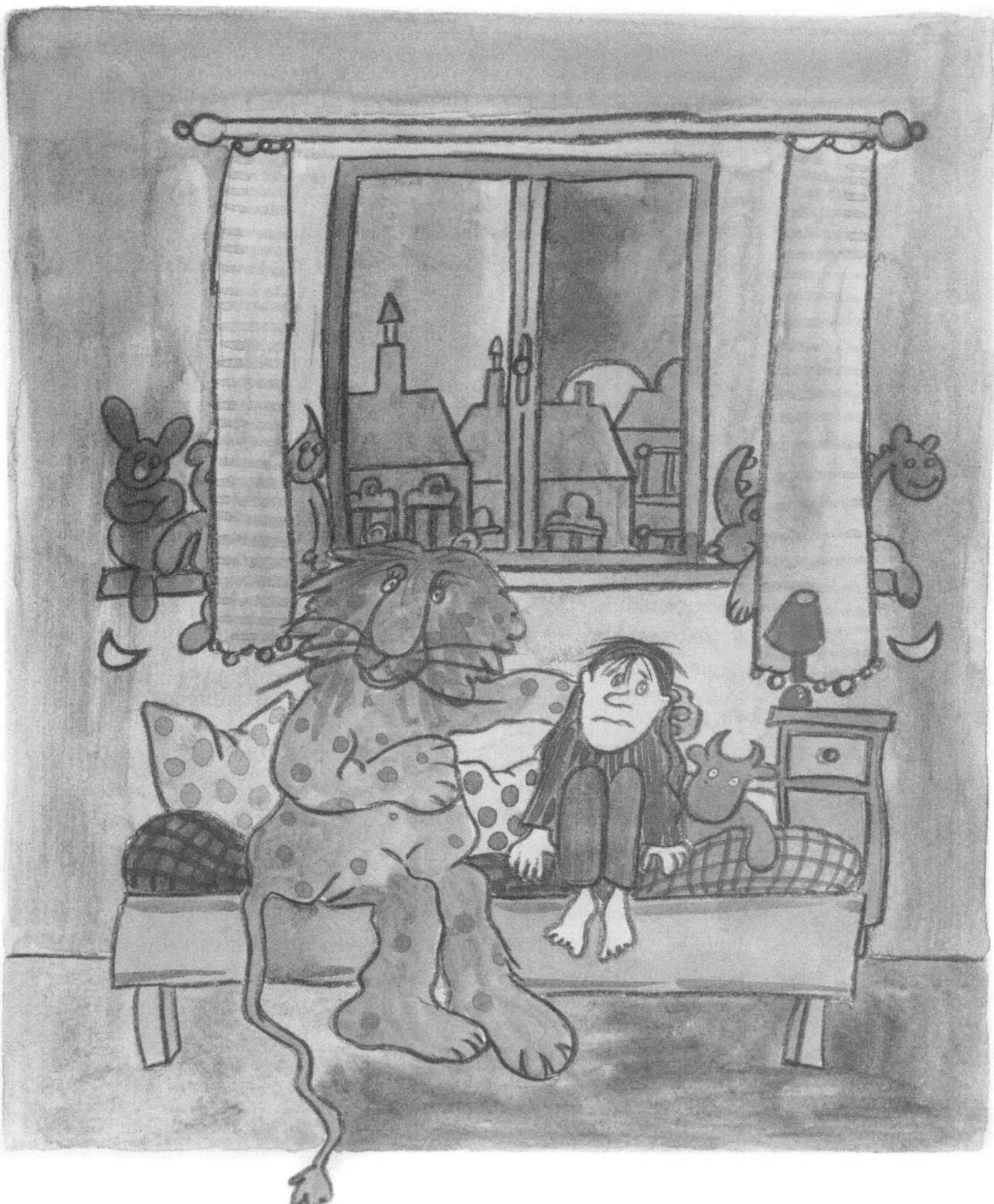

- Schwierigkeiten beim Sprechen (Rückfall in der Sprachkompetenz)
- Probleme mit dem Appetit (übermäßiges oder reduziertes Essen)
- vermehrtes Hilfeholen durch Weinen oder Schreien
- erstarren, zittern
- starke Angst davor, alleine gelassen zu werden
- Angst vor unbekannten Menschen
- traumatisches Ereignis wird immer wieder nachgespielt und auch gezeichnet

Das Kind verliert viele bereits erworbene Fähigkeiten und Fertigkeiten, es fällt durch das traumatische Ereignisse in eine frühere Entwicklungsstufe zurück (Regression), das Kind kann tatsächlich nicht, es leidet darunter, ist aber dem „Verlernen" fürs Erste tatsächlich hilflos ausgeliefert. Eine regressive Entwicklung hat immer den Sinn, den maximalen Schutz zu aktivieren, und der ist deutlich in den ersten Lebensjahren angesiedelt; Kinder übernehmen die typischen Verhaltensmuster ihrer ersten Lebensjahre.

Typische Reaktionen von Schulkindern (zwischen sechs und zehn Jahren)

- jammern
- sich anklammern
- Reizbarkeit
- aggressives Verhalten zu Hause und auch in der Schule
- Konkurrenzkämpfe mit den Geschwistern um die Aufmerksamkeit der Eltern
- Alpträume, Angst vor der Dunkelheit, nächtliche Unruhe
- nicht in die Schule gehen wollen
- sich von Gleichaltrigen zurückziehen
- Verlust von Interessen
- Konzentrationsprobleme
- Lernschwierigkeiten
- Probleme in der Schule durch Verhalten oder durch die Lerneinschränkung
- kleinkindhaftes Verhalten (z. B. Daumenlutschen)
- psychosomatische Beschwerden (Kopfweh, Bauchweh, Hautausschläge etc.)
- Probleme mit dem Essen (zuviel oder zuwenig ist möglich!!)
- unglücklich sein (Depressivität)
- Ängste über die Sicherheit in vielen Dingen, die vorher keine Angst gemacht haben
- traumatisches Ereignis wird nachgespielt und gezeichnet

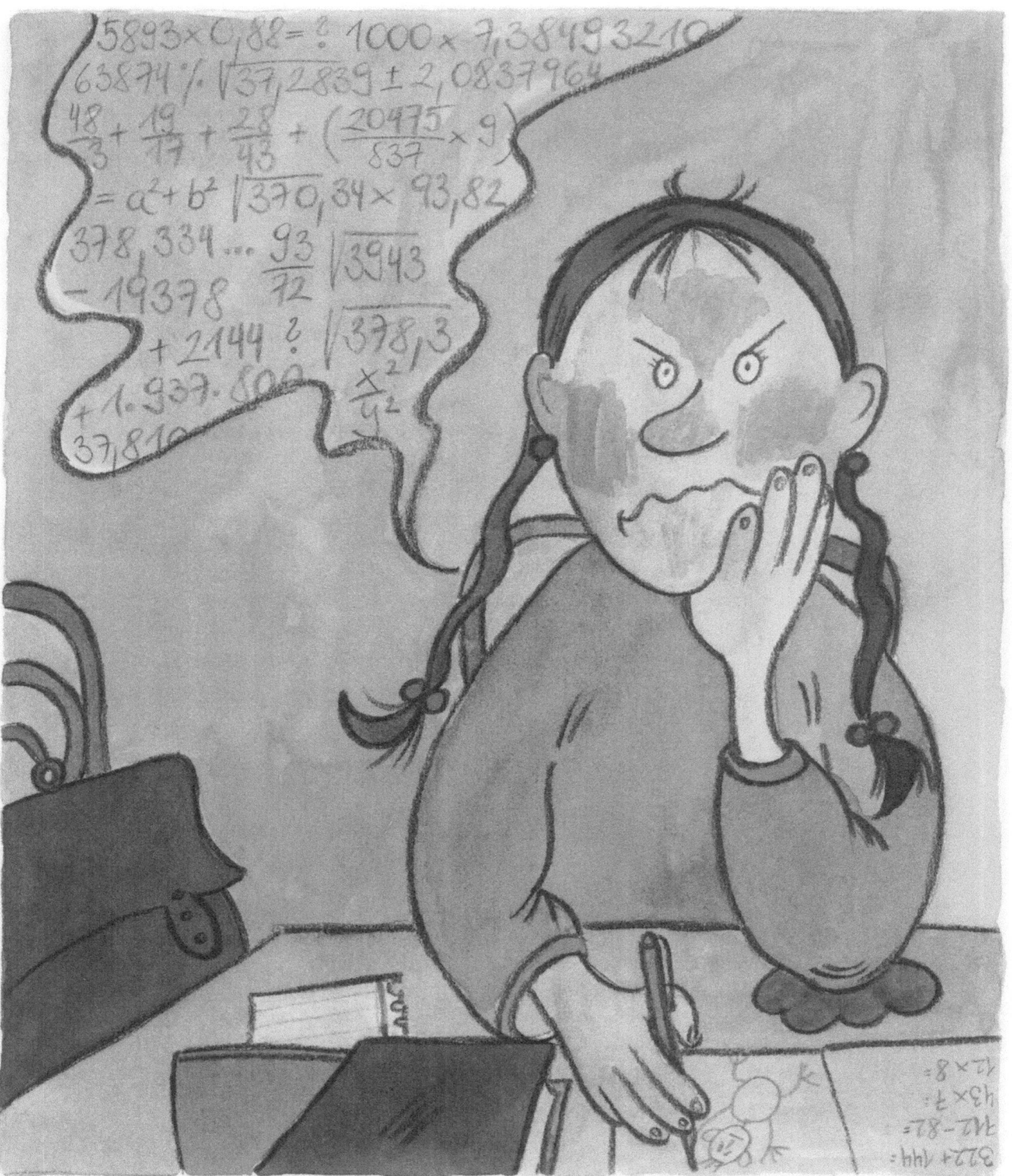

Auch in dieser Entwicklungsstufe kann das Kind bereits erworbene Fähigkeiten und Fertigkeiten verlieren und fällt in eine frühere Entwicklungsstufe zurück, es verlangt beispielsweise Schlafrituale, die es als Kleinkind genossen hat (z. B. wieder bei den Eltern im Bett schlafen oder es will wieder einen Schnuller haben). Dieses Verhalten ist nicht als trotzig oder unwillig zu sehen, sondern das Kind ist tatsächlich nicht in der Lage, sich altersgemäß zu verhalten.

Typische Reaktionen von Jugendlichen zwischen elf und vierzehn Jahren
- Schlafstörungen
- Appetitstörungen
- zu Hause wird vermehrt rebellisches Verhalten gezeigt
- häusliche Aufgaben und Schulaufgaben können verweigert werden
- Schulprobleme können auftreten (Streitereien, Rückzug, auffälliges Verhalten, Schule schwänzen …)
- Verlust von Interessen
- Konzentrationsprobleme
- psychosomatische Beschwerden (Kopfweh, Bauchweh, Hautausschläge etc.)
- Rückzug vom Freundeskreis
- Einsamkeitsgefühle
- Gefühl, keine Zukunft zu haben
- möglicherweise Zuflucht in Beruhigung durch Medikamente, Alkohol oder Drogen

> Zusammenfassend ist festzuhalten, dass die hier aufgelisteten Reaktionen für die genannten Altersstufen typisch sind. Typisch heißt, dass diese Reaktionen mit sehr hoher Wahrscheinlichkeit auftreten, es heißt aber auch, dass andere Reaktionen möglich sind.

Kinder, denen man nichts anmerkt
Ein besonderes Augenmerk möchten wir auf jene Kinder lenken, die das Ereignis scheinbar unbeschadet überstanden haben, ja plötzlich besonders brav, lieb, lustig und leistungswillig sind. Diese Kinder versuchen durch ihr Verhalten das Ereignis ungeschehen zu machen. Sie versuchen auch deshalb besonders brav zu sein, da sie möglicherweise annehmen, an dem Ereignis schuld zu sein. Das versuchen sie auszugleichen (siehe Kapitel „Bindung und Gefühle", s. Seite 42).

Die Geschwister und Freunde von Kindern, die ein traumatisches Ereignis erlitten haben

Die Kinder aus der Verwandtschaft, aus dem Freundeskreis der Eltern, die Gruppe der Freundinnen und Freunde, die Schulkollegen sind immer auch betroffen, wenn ein Kind aus ihrer Mitte ein traumatisches Ereignis erlitten hat.

Fragen, wie: *„Darf ich die Lisa besuchen?", „Kann ich dem Hans mein Kuscheltier schenken?", „Stirbt mein Papa auch?", „Warum ist die Maria so komisch, früher hat sie soviel gelacht, jetzt spricht sie mit mir fast nicht mehr?"*, beschäftigen die Kinder und damit ihre Eltern, die Lehrer, die Onkeln und Tanten.
Die Fragen drücken die große Verunsicherung aus, die bei den Kindern entsteht, und zeigt die Notwendigkeit auf, sich als Erwachsener mit diesen Sorgen zu beschäftigen.

Geschwisterbeziehung

Verlust – vermissen

Wenn ein Geschwister für einige Zeit nicht zu Hause ist, weil es z. B. in Behandlung im Krankenhaus ist, so fehlt es in der Familie.[25] Da ist niemand, mit dem man spielen kann, der einen ärgert, mit dem man streiten kann, dem man die Geheimnisse anvertrauen kann und der auch die Aufmerksamkeit der Eltern auf sich zieht. Man ist den besorgten, liebevollen, kritischen, erfreuten Blicken der Eltern „alleine" ausgesetzt und vermisst sein Geschwister, egal wie turbulent die geschwisterliche Beziehung auch vor dem traumatischen Vorfall war. Das Kind muss mit dieser Rolle zurechtkommen und es muss mit dem Verlust – auch wenn er nur ein vorübergehender ist – zurechtkommen. Hier hilft vor allem Information darüber, was dem Geschwisterkind geschehen ist, warum es im Krankenhaus ist, was dort geschieht, wie lange es dort sein wird, und regelmäßiger Besuch. Hilfreich kann es z. B. sein, das gemeinsame Lernen und Spielen ins Krankenhaus zu verlegen, damit die Kinder ein gemeinsames Ritual erleben, das der Normalität des Alltages entspricht.

Angst und Phantasie

Man sollte dem zu Hause gebliebenen Kind alle Vorrichtungen im und am Krankenbett erklären, damit es die Behandlung nachvollziehen kann. Dadurch erhält das Kind die Möglichkeit, ein Kontrollgefühl über die eigenen Ängste, die häufig durch Phantasien über die Vorgänge im Krankenhaus entstehen, vor allem über den zugefügten Schmerz, zu entwickeln. Fragen, wie: „Was heißt eine Operation am Bein? Tut das weh? Ist eine Narkose wie schlafen? Warum darf Karin nicht aufstehen? Was ist diese Kurve auf dem Schild ihres Bettes?

Kann die Sissi sterben, kann ich auch sterben...?", werden gestellt und brauchen eine Antwort, ähnlich wie die Fragen, die das Kind rund um den Tod beschäftigen. Das Wissen um die Krankheit und die damit verbundenen Vorgänge sowie die Vertrautheit damit geben Sicherheit und erleichtern dem Geschwisterkind den Umgang mit der Abwesenheit der Schwester oder des Bruders.

Schuldgefühle

Manchmal entwickeln die daheim gebliebenen Kinder auch ein Schuldgefühl, weil sie sich vor dem Ereignis gewünscht haben, alleine zu sein und kein Geschwister zu haben, oder ihm etwas Böses gewünscht haben. Damit können sich die Kinder oft sehr quälen, sie fürchten sich davor, die Schuldgefühle auszusprechen, auch hier hilft konkrete Information über das Geschehen. Dadurch wird es dem Kind möglich zu erkennen, dass es nicht verantwortlich für das Ereignis ist und persönlich keine Schuld trägt.

Mich fragt keiner, wie es mir geht

Zu Hause sollten die daheim gebliebenen Kinder einen möglichst normalen Tagesablauf erfahren können, zu dem auch der Besuch im Krankenhaus zählt und der einige besondere Augenblicke der Zuwendung enthält. Dies dient vor allem der Bekämpfung des Gefühls, dass sich alles um das kranke Kind dreht. Die wenigsten Kinder würden aussprechen, dass sie sich von den Eltern zu wenig beachtet, beschützt und umsorgt fühlen, manche könnten aber anfangen „Schwierigkeiten" zu entwickeln, z. B. Bauchweh haben oder in den Schulleistungen nachlassen.

Vertrauenspersonen

Natürlich ist die Situation für die Eltern schwierig. Sie müssen sich einerseits um das kranke Kind kümmern, z. B. kann es sein, dass ein Elternteil direkt beim Kind im Krankenhaus lebt, und gleichzeitig sollten sie für einen normalen Alltag mit „Extraportionen" an Zuwendung für das zu Hause gebliebene Kind sorgen; dabei sind sie selbst voller Kummer und Ängste. Diese Situation kann den eigenen Stresspegel gewaltig steigen lassen. Hier ist es hilfreich, eine Vertrauensperson der Kinder hinzuziehen, die bestimmte alltägliche Aufgaben übernimmt und auch für die Eltern „da" ist. Das kann eine gute Freundin sein, ein Nachbar oder die Großeltern. Man sollte darauf achten, dass man sich im Umgang mit dieser problematischen Situation einig ist und „gut zusammenkommt". Sowohl für einen selbst als auch für die Kinder ist es anstrengend und verunsichernd, wenn die Erwachsenen keine klare Orientierung vorgeben, weil sie sich nicht einig sind, was für die Kinder gut ist.

Das kranke Kind kommt nach Hause

Ist das kranke Kind nach Hause zurückgekehrt, ist es fast immer verändert – meistens nur leicht, nach sehr schwerwiegenden Ereignissen und Behandlung auch stärker. Das bedeutet, dass sich die Geschwister zu Hause ihre Beziehungen „neu ausmachen" müssen. Die Rolle, die jedes Kind innerhalb der Familie einnimmt, sowie die familiären Spielregeln, nach denen Kommunikation und Auseinandersetzung erfolgen, müssen der neuen Situation angepasst werden. Vor allem das gesunde Geschwister könnte damit kämpfen, dass es eifersüchtig ist, dass es sich über die Sonderstellung des anderen Kindes ärgert, manchmal gereizt reagiert oder sich zurückzieht, sich einsam und allein gelassen fühlt. Die Sonderration Zuwendung, Information über die Notwendigkeit des besonderen Umganges mit dem rekonvaleszenten Kind und gemeinsame Gespräche mit den Kindern können hier abhelfen.

Freundschaftliche Beziehungen

Die Freundinnen und Freunde eines Kindes, welches ein Trauma erlitten hat, stehen vor ähnlichen Schwierigkeiten wie die Geschwister. Das Trauma löst auch bei ihnen Ängste aus, z. B. ob ihnen das auch selbst passieren könnte, ob sie vielleicht schuld waren, dass es passiert ist, wie sie mit ihrer Freundin, ihrem Freund weiterhin spielen und reden können, ob er oder sie wieder gesund wird …
Die Freunde des traumatisierten Kindes erleben – ähnlich wie das betroffene Kind – einen Bruch im Leben, allerdings nicht, weil sie traumatisiert wurden, sondern weil das Verhalten ihres Freundes, ihrer Freundin anders und manchmal auch nicht zu verstehen ist. Auch hier hilft Information.
Um die Schuldgefühle, Ängste und Unsicherheiten mit dem Ereignis oder dem betroffenen Spielgefährten zu mildern, sollten die Kinder konkrete, sachlich richtige Information über den Ablauf des Ereignisses, über die Folgen des Ereignisses und wie es ihrem Freund, ihrer Freundin damit geht, erhalten. In diesen Gesprächen, die von Lehrern oder den eigenen Eltern in einer vertrauten Atmosphäre gestaltet werden können, haben die Kinder die Möglichkeit, ihre eigenen Gefühle und Unsicherheit im Umgang mit ihrem Freund, ihrer Freundin anzusprechen. Auch können in einem Gespräch Pläne entwickelt werden, wie die Kinder einander helfen können. Die Kinder können lernen, dass Angst und Unsicherheit weniger werden, wenn man sich mit dem, was Angst macht, beschäftigt und mehr darüber lernt, wie man mit dem, was Angst macht, umgeht. Wichtig dabei ist, dass die Kinder das Ausmaß selber bestimmen, wie weit sie sich mit der Situation ihrer Freundin, ihres Freundes auseinandersetzen. Hier gilt: Lieber öfter darüber in kleinen Dosierungen reden, als einmal über alles!! Eine Anleitung zum Verstehen der Reaktionen des betroffenen Kindes kann das Bilderbuch (Pippa und Leo-Rix) bieten, das in kindgerechter Art die traumatischen Reaktionen schildert. Das Buch „Therapeutische Unterstützung traumatisierter Kinder" hilft z. B. Lehrern, wenn sie mit ihrer Klasse über das Ereignis und die betroffenen Kinder sprechen.

Verständnis und Gefühle von Kindern in Bezug auf den Tod

Was denken Sie über das Leben und den Tod? Macht er Angst, ist er Teil des Lebens, nehmen Sie ihn hin, ignorieren Sie ihn? Denken Sie manchmal über Leben, Sterben und Tod nach? Die Fragen mögen Sie befremden, doch lässt sich die Entwicklung des Todesbegriffs in Beziehung zum eigenen, „erwachsenen" Todesbegriff anschaulich erklären. Kinder können den Tod besser verstehen lernen, wenn sie einen erwachsenen Ansprechpartner haben, der sich selbst mit dem Tod beschäftigt hat und bereit ist, mit dem Kind darüber ernsthaft zu sprechen. Dabei ist die eigene Auseinandersetzung mit Tod und Sterben hilfreich. „**Tod**" ist etwas **Abstraktes** und trotzdem sehr **Konkretes**. Wir können uns mit dem eigenen Tod gedanklich auseinander setzen, wir können ihn aber nicht angreifen oder erleben.

Beim Kind entwickelt sich das Wissen um das Leben und das Lebendig-Sein nach und nach. Diese Entwicklung ist durch das Wachsen intellektueller Fähigkeiten und emotionaler Reifungsprozesse bestimmt sowie durch immer mehr Informationen und Erfahrungen, die mit dem Thema in Zusammenhang stehen. Erschwert wird der Umgang mit dem Tod im Alltagsleben und im eigenen Weltbild dadurch, dass Tod und Sterben zumindest in der westlichen Kulturwelt kaum Thema sind.

Der Tod ist uns fremd geworden

Früher war es üblich, dass Kinder erlebten, wie jemand zu Hause starb, wie damit umgegangen wurde und welche Rituale und Traditionen damit verbunden waren. So wurden z. B. früher die Verstorbenen zu Hause aufgebahrt, man hielt bei ihnen die Totenwache, Verwandte und Freunde kamen, man verabschiedete sich gemeinsam. Kinder waren immer mit dabei. Heute sterben die meisten Menschen in Krankenhäusern oder Seniorenheimen. Verstirbt jemand zu Hause, wird er oder sie auch aus sanitären Gründen schnell abgeholt. Die Hinterbliebenen sind häufig ratlos, wie sie es den Kindern der Familie beibringen sollen, vor allem auch dann, wenn es eine innige Beziehung zwischen den Kindern und dem Verstorbenen gab. Schwer genug ist diese Mitteilung schon, wenn der Tod erwartet ist, um wie viel schwieriger tun wir uns, wenn der Tod plötzlich, unerwartet und bisweilen grausam kommt.

Es ist nicht mehr üblich, dem Sterbeprozess beizuwohnen und sich zu verabschieden. Der Tod ist fremd geworden und alles Fremde macht Angst – besonders Kindern. Die immer zahlreicheren Bücher und wissenschaftlichen Auseinandersetzungen mit dem Thema Tod und Trauer weisen jedoch auf das zunehmende Bedürfnis der Menschen hin, den vernachlässigten Gegenpol zum Leben wieder in den Blickpunkt zu rücken und die damit verbundenen Gefühle verstehen und besser erleben zu können.

Wir Erwachsene *verstehen,* dass der Tod das Ende des Lebenskreislaufes ist, endgültig, unumgänglich und für alle und alles gültig. Wir *wissen* auch um die Gefühle der Trauer, wenn ein uns nahe stehender Mensch verstorben ist, genauso wie um kulturelle oder religiöse Aspekte, die uns Trost spenden können. Schwerer tun wir uns schon im Umgang mit den Hinterbliebenen im Freundeskreis, im Helfen bei der Überwindung der Zeit danach. Dürfen wir fragen, wie es jemandem geht, dürfen wir zu Besuch kommen, sollen wir fern bleiben, wie verhält man sich im Angesicht des Todes?
Viele Erwachsene sind verunsichert und sollten trotzdem wissen, wie sie ihren Kindern den Umgang mit dem Tod und der Trauer beibringen. Dennoch, wir als Erwachsene haben ein Wissen über den Tod, ein Konzept, eine Theorie darüber. Uns ist klar, er ist unausweichlich und endgültig. Wir können den Tod mit biologischen Vorgängen erklären, wir erleben die Trauer beim Verlust eines geliebten oder auch nahe stehenden Menschen. Wir wissen also vom Intellektuellen und vom Gefühl her Bescheid.
Allerdings beschäftigt uns das, was wir über Leben und Tod wissen und denken, unser Leben lang: Schon als Baby sind wir bei auch kurzen Trennungen von der Mutter mit Verlusterfahrungen konfrontiert, wir beginnen uns früh – etwa ab dem dritten Lebensjahr – intellektuell mit dem Tod zu beschäftigen, begreifen im frühen Erwachsenenalter die Möglichkeit des eigenen Todes im vollen Ausmaß und müssen als Erwachsene unseren Todesbegriff beispielsweise durch den tragischen Tod eines Lebenspartners oder den Tod der eigenen Eltern neu bewerten.

Was Kinder über den Tod denken und fühlen

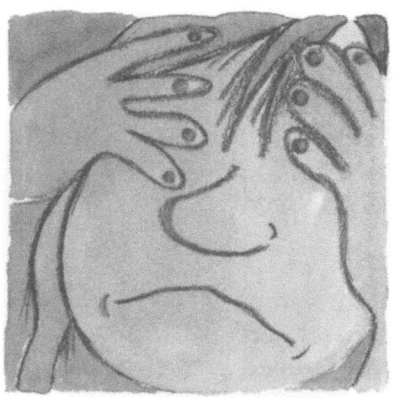

Es gibt keine spezifischen Vorstellungen des Kleinkindes oder Schulkindes von Sterben und Tod. Wie Kinder sich Leben und Tod vorstellen und damit umgehen, hängt von ihrer intellektuellen und Gefühlsentwicklung ab. Beides ist eng miteinander verknüpft und steht in Zusammenhang mit der altersspezifischen Entwicklung eines Kindes und der Art und Weise, wie das Kind durch Familie und Umwelt gefördert wird. Diese Entwicklung wird grundsätzlich als ein natürlicher, kontinuierlicher Prozess gesehen und verläuft je nach Kind unterschiedlich. Er hängt von den Inhalten ab, die dem Kind begegnen, und wird geformt von der körperlichen Reife eines Kindes; inhaltsabhängig insoferne, als ohne ausreichendes Wissen um bestimmte

Sachgebiete auch keine diesbezüglichen Denkprozesse möglich sind. Manches Kind wird aufgrund von Erlebnissen (Tod einer wichtigen Bezugsperson, eigene Erkrankung, Miterleben von Unfällen, Tod eines Haustiers, Tod in Märchen und im Fernsehen, Gespräche mit Erwachsenen über den Tod und das Leben) vielleicht schon mehr verstehen als ein anderes, das noch keine konkreten Erfahrungen gemacht hat. Strukturabhängig insoferne, als sich im Gehirn Voraussetzungen erst entwickeln müssen, wie z. B. ein ausgereifter Neokortex,* der für die Fähigkeit zu emotionalem Bewusstsein, also dem Wissen über die Emotionen und dem Umgang damit, zuständig ist. Bei entsprechender Entwicklung ist er dann auch für das Aussprechen der Gefühle verantwortlich.

Kinder machen also im Laufe ihres Lebens eigene Erfahrungen. Sie denken jeweils anders über den Tod, stellen Fragen und finden jeweils neue Antworten je nach Entwicklungsstand.[19] Die Vorstellung von Sterben und Tod ist nicht starr vorgegeben, sondern verändert ihre Bedeutung und Inhalt je nach Alter. Natürlich spielen die Fähigkeit, zu eigenen Auffassungen und Einstellungen zu gelangen, wie auch erlebte Verhaltensweisen und Einstellungen von Erwachsenen, Einflüssen der Umgebung (Freunde, Schule), Kultur und Religion eine große Rolle. So kann durch das Verhalten der Erwachsenen das Verständnis über den Tod bei den Kindern gefördert und die Trauerreaktion des Kindes erleichtert werden. Gerade die kulturellen und religiösen Vorstellungen der Umgebung können eine prägende Wirkung auf die kindliche Einstellung haben, da sie vom Kind vielfach übernommen wird. Wird also nach dem Verlust eines Menschen so getan, als würde das Leben einfach weitergehen, wird ein Gedenken und die Trauer wenig gelebt, so tun sich die Kinder schwer im Verstehen. Sie sind dann ihren eigenen Überlegungen ausgeliefert und beziehen den Tod auch häufig auf sich, fühlen sich z. B. schuldig, weil sie nicht brav genug waren. Wenn über den Tod aber gesprochen wird, sich die Familie aktiv um das Andenken kümmert, so hat das Kind die Chance, seine Fragen zu stellen und zu Antworten zu finden, die den Tod als etwas in der Natur des Leben Liegendes beinhalten.

---

* Beim Menschen ist der in großen Teilen spät ausreifende Neokortex die alles beherrschende Struktur seines Gehirns. Der Neokortex ist – verallgemeinernd ausgedrückt – vornehmlich für die Beziehungen des Menschen zur Außenwelt zuständig. Er erhält wichtige Außenweltdaten über die Körperfühlbahn, die Hör- und die Sehbahn und steuert zugleich auch die auf die Außenwelt wirkende Somatomotorik.

Wann, wie und was soll ich dem Kind sagen?

> Wann? – sofort
>
> Wie? – mit viel Zeit zum Reden, den Tatsachen des Todes verpflichtet
>
> Was? – alles, was geschehen ist, muss nicht im Detail beschrieben werden, doch sollte das Kind über die Todesursache (z. B. das Herz ist stehen geblieben, weil es krank war) aufgeklärt werden. Grausame Details kann man einem Kind ersparen.
>
> So zusammengefasst, lassen sich diese Fragen beantworten.

Wann und wer

Wenn das Kind durch das Sterben und den Tod eines Menschen traumatisiert wurde, ist anzunehmen, dass es entweder direkten Kontakt hatte oder unmittelbar davon (mit)betroffen wurde. Grundsätzlich gilt, dass einem Kind der Tod eines nahen Angehörigen sofort mitgeteilt werden soll. Kinder haben sensible Antennen dafür, wenn ihre Welt durch ein Ereignis existenziell bedroht ist. Als mitbetroffener Erwachsener versucht man vielleicht das Kind erstmals vor dem Wissen „zu schützen", da man selbst in einer Schockphase ist und sich in der Situation mit dem Kind überfordert fühlt. Um günstige Umstände für die Verarbeitung zu schaffen, ist es vor allem wichtig, das Kind schnell und korrekt über den Tod zu informieren. Ein Verschweigen des Todesfalls ist falsch, weil es zu einem Vertrauensbruch zwischen dem Erwachsenen und dem Kind führen kann, der oft nur schwer wieder in Ordnung gebracht werden kann.[6] Am besten werden Informationen von Menschen überbracht, die dem Kind nahe stehen und denen es vertraut.

Möglicherweise wurde im Zuge einer Krisenintervention vor Ort durch Helfer oder Einsatzpersonal diese Aufgabe übernommen, dann wäre es wichtig zu hinterfragen, was dem Kind gesagt wurde. Sie können das Kind fragen, notfalls auch den Helfer. In jedem Fall sollten die Eltern oder ein nahe stehender Angehöriger das Thema nochmals aufgreifen, um sich zu einem späteren, ruhigen Zeitpunkt dem Kind, seinen Fragen und Reaktionen zu widmen. Es ist das Recht des Kindes *zu wissen* und die Pflicht des Erwachsenen, es dem Kind *zu sagen*.

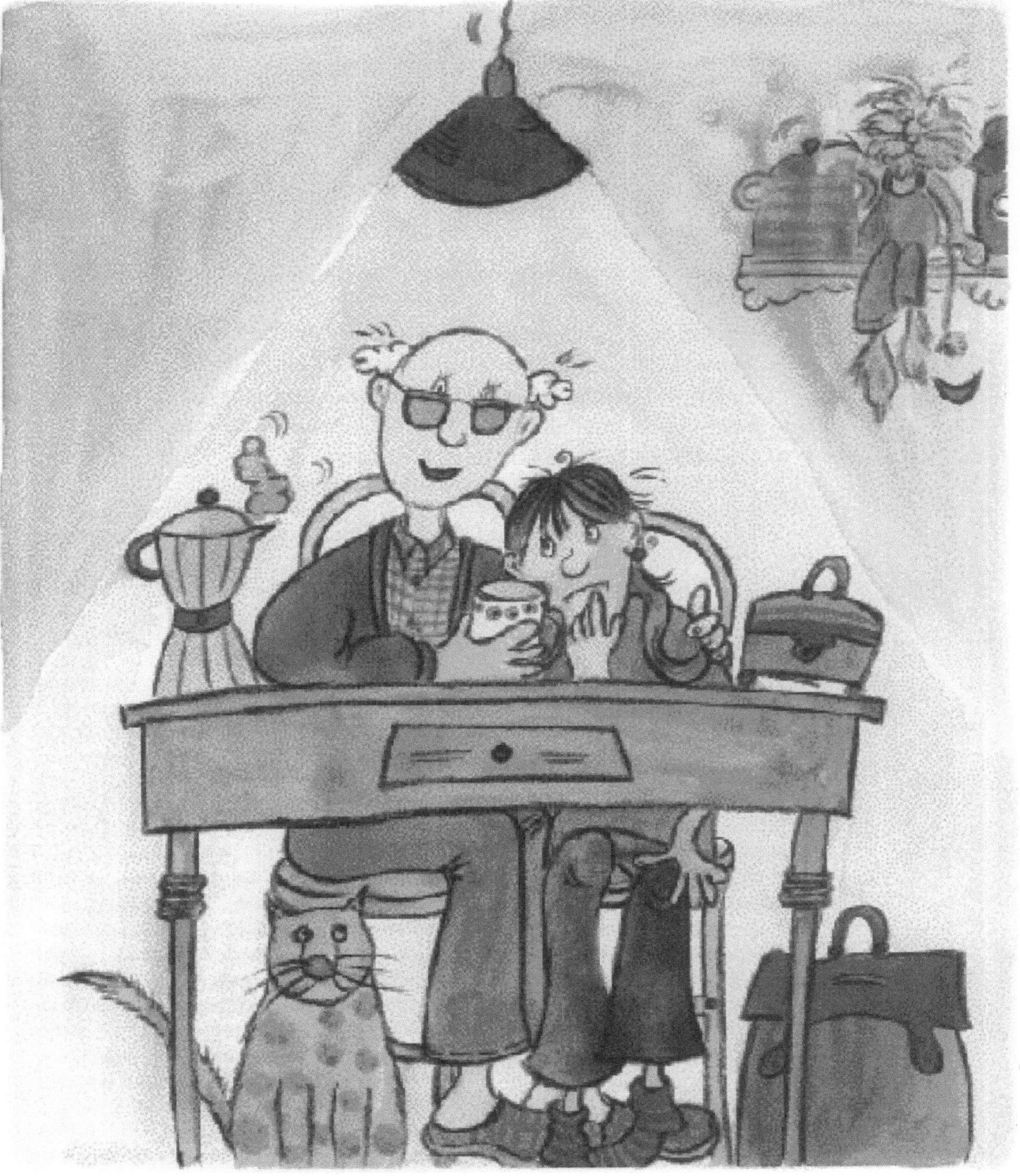

Wie

Erwachsene fühlen sich oft durch den natürlichen Wissensdrang der Kinder und ihre konkreten Fragen in Verlegenheit gebracht oder schlicht überfordert. Die wichtigste Aufgabe von Erwachsenen ist es, die Überlegungen der Kinder ernst zu nehmen und ihre Fragen kindgerecht und ehrlich zu beantworten. Bestimmend für den Lauf eines Gespräches mit dem Kind sind die eigene Einstellung und das eigene Verhalten.

Überblick über grundsätzlich hilfreiche Einstellungen und Verhaltensweisen, Kinderfragen richtig und altersangemessen zu begegnen:[56]

- sich auf das Kind einstimmen: Zeit haben, Zeit nehmen, Zeit geben
- Was will das Kind wirklich wissen? Zuhören, „heraushören"
- auf die Vorstellungswelt des Kindes eingehen: anpassen
- keine ausführlichen, langen Erklärungen: einfache Antworten
- nicht ausweichen: da sein, da bleiben
- eigene Unsicherheiten zugeben: nicht „allwissend" sein
- Schweigen aushalten: zuhören, Nähe zulassen
- aufmerksamer Gesprächspartner sein: Offenheit
- nichts verschweigen, nicht lügen: Klarheit, Ehrlichkeit, keine unnötigen Informationen geben, z. B. grauenerregende Details
- Aushalten immer wiederkehrender Fragen: Geduld

Was

Ist man möglicherweise selbst vom Verlust eines geliebten Menschen oder von einer traumatischen Situation betroffen, erfordert es Überwindung, Geduld und Mut, sich den Fragen der Kinder zu stellen. Gefühle wie Ohnmacht und Hilflosigkeit werden selten Kindern gegenüber ausgedrückt, obwohl sich Kinder noch viel ohnmächtiger und hilfloser fühlen. Die eigenen Tränen sind kein Zeichen von Schwäche, sondern sichtbarer Ausdruck von tiefer Betroffenheit und Schmerz. Das Kind sieht und versteht, dass man den Schmerz aushalten kann. Es ist absolut notwendig, die Fragen der Kinder zu beantworten, um nicht noch mehr Angst und Verwirrung aus dem Nicht-darüber-Sprechen entstehen zu lassen. Kinder wissen auch, worüber sie sprechen können und welche Fragen sie stellen dürfen. Wenn sie keine oder nicht zufriedenstellende Antworten auf ihre Fragen bekommen, hören sie mit der Zeit zu fragen auf, was jedoch nicht bedeutet, dass sie sich nicht mehr damit beschäftigen. Im Gegenteil, sie basteln sich ihr eigenes Bild. Die den Kindern fehlenden Informationen werden durch eigene Überlegungen, möglicherweise lebhafte Phantasien, ergänzt und führen zu Ängsten. Auch wiederkehrende Fragen sollten immer wieder beantwortet werden oder es sollte nachgefragt werden, was das Kind genau wissen will.

Kinder können mit der Wahrheit sehr gut umgehen, viel besser als mit Phrasen („Wenn du heiratest, ist alles wieder gut" oder „Indianer kennen keinen Schmerz"), die keine sinnvollen Erklärungen beinhalten. Auch wenn sich ihr Denken erst nach und nach entwickelt, um realistische Erklärungen im Detail zu verstehen, können Kinder Beschreibungen von beispielsweise körperlichen Vorgängen besser nachvollziehen als z. B. die Erklärung: „Opa ist im Himmel, von dort passt er auf Dich auf." Solche Erklärungen aktivieren die kindliche Phantasie und verhindern damit den Abschied und die Trennung. Auch ein Satz wie „Maria schläft jetzt für immer" lenkt das Verständnis des Kindes in unrealistische Überlegungen, es denkt über das ewige Schlafen nach und kann sich nicht mit dem Verlust auseinander setzen. Nur realistische und wahrheitsgemäße Erklärungen helfen Wissen und Vorstellungsvermögen über den Tod und den damit verbundenen Verlust so zu fördern, damit Kinder lernen: Nicht alles kann wieder repariert und lebendig werden.

Alterspezifische Erklärungsmöglichkeiten

Aufgrund der altersspezifischen Merkmale des kindlichen Weltbilds müssen die Informationen, die man dem Kind gibt, an die Entwicklungsstufe angepasst werden. In den folgenden Abschnitten finden sich nach der Darstellung der alterstypischen kognitiven und emotionalen Faktoren einige Richtlinien, was den Kindern mitgeteilt werden soll.

Kinder unter drei Jahren

Denken (kognitive Faktoren)
Die meisten intellektuellen Mechanismen – wie Wahrnehmung, Aufmerksamkeit, Lernen, Gedächtnis, Repräsentation von Wissen, schlussfolgerndes Denken und Problemlösen – sind schon sehr früh vorhanden.[15] Sobald das Kind lernt, seine Umwelt aktiv zu erkunden (sitzen/krabbeln/gehen), zunehmend kommuniziert, zu sprechen beginnt und Gesprochenes verstehen lernt, werden diese kognitiven Mechanismen verwendet und weiterentwickelt. Mit dem Sprachbeginn (nach Vollendung des ersten Lebensjahres) werden auch Worte verwendet, die sich auf grundlegende Gefühle wie Freude, Trauer und Ärger beziehen.[19]
Kinder verstehen zunehmend Rituale (z. B. Gute-Nacht-Rituale) und bestehen möglicherweise auch auf deren genaue Einhaltung. Rituale vermitteln Sicherheit, Geborgenheit und Trost durch ihren festgelegten Ablauf.

Kinder in diesem Alter beschäftigen sich noch nicht mit der Frage des Sterbens oder des Todes, da ihr Weltbild von bestimmten Merkmalen geprägt ist:

- Das Kind sieht sich als Mittelpunkt seiner Welt. Besonders deutlich wird das im „Trotzalter" (etwa um das zweite Lebensjahr), in dem das eigene „Ich" ständig seinen Willen haben will, Allmachtsphantasien vorherrschen und das Kind von sich auf andere schließt (ich kann die Hand heben, also können das alle machen, auch tote Menschen).
- Das Denken ist „prälogisch", d. h. das Kind urteilt aufgrund dessen, was es tatsächlich sieht, erlebt, hört und fühlt.
- Der Zeitbegriff ist noch nicht entwickelt. Kinder sind noch nicht imstande, etwas gedanklich zu erfassen, das über das unmittelbare Hier und Jetzt hinausgeht, und verfügen über wenig konkrete Erinnerungen. Sie können nicht über die Vergangenheit nachsinnen oder überlegen, was die Zukunft bringt.[19] Tod bedeutet Abwesenheit für eine kurze Zeit, daher kann es vorkommen, dass ein Zweijähriges den verstorbenen Vater überall im Haus sucht. „Papa kommt nicht mehr" ist daher keine Erklärung, die dem Kind hilft. Hilfreich ist: „Papa kommt heute nicht, morgen nicht, gar nicht mehr. Papa ist am Friedhof, im Grab, dort liegt er, er kann nicht mehr aufstehen und nicht kommen."
- Fast jeder Lebensbereich des Kindes ist von Gefühlen begleitet und daher spricht man vom emotionalen oder „magischen Denken". Dinge, die für das Kind nicht erklärbar sind, werden „magisch" gedeutet. Da es keine Möglichkeit hat, gewisse Dinge zu verstehen, wird eine Erklärung gesucht, die „höhere Mächte" für ein unbegreifliches Ereignis oder eine Tatsache verantwortlich macht. So sind für das Kind alle Gegenstände lebendig. Auch der tote Mensch wird in irgendeiner Form als lebendig verstanden. Erst nach und nach wird die Unbeweglichkeit zum Merkmal für das Totsein. Ab dem zweiten Lebensjahr kommt es durch die Ausweitung des kindlichen Lebensraums zu Beobachtungen über die Veränderungen von Belebtem zu Nichtbelebtem – nur noch das ist lebendig, was sich aus eigenem Antrieb bewegt.

Fühlen (emotionale Ebene)

Bindung und Gefühle

Die Entwicklung einer sicheren Bindung zu einer Bezugsperson im ersten Lebensjahr ist wesentlich, diese Bindung ist gleichsam das gefühlsmäßige Fundament für die Entfaltung der Denkfähigkeit und die Persönlichkeitsentwicklung. Die Qualität der Bindung bleibt meist das ganze Leben hinweg stabil, außer es treten schwerwiegende Lebensereignisse ein (Verlust einer Bezugsperson während der ersten Lebensjahre). In einer Bindungsbeziehung erhält das Kind üblicherweise Trost, Fürsorge und Schutz, wenn es danach verlangt, es kann aber auch seiner Neugier und seinen sozialen Bestrebungen nachgehen – bei seinen Erkundungen kann es sicher sein, dass es Hilfe bekommt, wenn es sie braucht.

Sowohl Ergebnisse aus der Bindungs- wie auch der Gedächtnisforschung zeigen uns, dass Trennungserlebnisse, wenn sie in ihrer Bedeutung und in ihrem Ausmaß noch nicht verstanden werden können, Einfluss auf die Gefühlswelt haben.¹⁸ Gefühle beeinflussen den Erwerb von Wissen und Planungsfähigkeit und die soziale Entwicklung des Kindes. Das zeigt sich besonders im Umgang mit belastenden Situationen.

So führt eine sichere Bindung zu eher aktiven Bewältigungsstrategien (sich mit dem Trauma auseinander setzen) unter Zuhilfenahme des Wissens der engeren Umgebung (z. B. Hilfe bei Älteren suchen) und zu weniger problemvermeidenden Strategien (z. B. Nicht-wahrhaben-Wollen).

Kinder können durch ihre große Verbundenheit zur Bindungsperson auch Gefühle, von denen sie vielleicht gar nicht selbst betroffen sind, miterleben (wenn auch kognitiv noch nicht verstehen). Anders ausgedrückt, ein Kind wird von anderen Menschen „innerlich bewegt" im Sinne einer emotionalen Beteiligung und Beeinflussung.¹⁹ Ein verändertes Klima zu Hause und die Reaktion wichtiger Bezugspersonen können die sichere Welt des Kindes durcheinander bringen. Kinder sind nie „zu jung", um von Auswirkungen einer Tragödie betroffen zu werden. Sie reagieren mit Schlafstörungen, vermehrtem Quengeln und Weinen, einem verstärkten Bedürfnis nach Körperkontakt und massivem Protest, wenn die Bezugsperson weggehen will, oder sie verhalten sich besonders brav und unauffällig, um dadurch die ihnen nahe stehenden Menschen zu trösten oder ihnen zu helfen. Jedes dieser Verhalten steht in direktem Zusammenhang mit der psychischen Unausgeglichenheit der Bezugsperson. Wenn die Erwachsenen Schuldgefühle haben, weil sie nicht in genügendem Maße für ihre Babys und Kinder verfügbar waren, weil sie so in Sorge um vermisste Familienmitglieder, Arbeitsplätze und Heime gewesen waren, spüren die Kinder dies noch zusätzlich.⁴⁷

Trennung und Trennungsangst
Kinder haben große Angst vor dem Verlassenwerden. Die Angst, von den Eltern getrennt zu werden, beginnt etwa im Alter von einem Jahr und kann andauern, bis die Kinder sieben oder acht Jahre alt sind. Jedes Kind reagiert auf eine Trennung von einer Bezugsperson, zu der es eine Bindung aufgebaut hat, mit Trennungsängsten. Trennungsangst äußert sich im Absinken der Erkundungs- und Spielaktivität, Absinken der Stimmung, manchmal bis hin zum Weinen oder verzweifeltem Schreien.³¹ Dauert die Trennung länger, so kann die Reaktion in dumpfe Passivität übergehen. Diese emotionale Reaktion auf Trennung ist kaum vor dem sechsten Lebensmonat, aber zunehmend deutlicher nach dem sechsten Lebensmonat bis zum 2./3. Lebensjahr zu beobachten.⁴ Kommt es zu einer längeren Trennung oder gar zum Verlust, so zeigen alle Kinder eine typische Abfolge aus

- Protest: Trennungsangst und starkes Bemühen um das Wiedererlangen der Person,
- Verzweiflung und
- Rückzug und Ablösung von der Bindungsperson (Entfremdung, Gleichgültigkeit) um die eigenen Emotionen – Verlassenheitsgefühle und Schmerz – zu verkleinern.

Informationen, die Kinder unter drei Jahren bekommen sollen

- Prinzipiell soll die Information über die *Endgültigkeit* (jemand kann nicht mehr lebendig werden), *Allgemeingültigkeit* (der Tod kommt zu allen lebenden Geschöpfen), *Aussetzen aller physischen und psychischen Funktionen* (jemand kann nicht mehr aufstehen) und *Ursache-Wirkungs-Zusammenhang* (ein Unfall, eine Krankheit führt zum Tod) gegeben werden. Vielleicht reagiert das Kind ungläubig, lässt sich jedoch meist von den Worten des Erwachsenen überzeugen. Man kann dem Kind auch sagen, dass es natürlich ist, beim Tod eines geliebten Menschen traurig zu sein, weil es mit der Erfahrung, die das Kind selbst gemacht hat, übereinstimmt und außerdem zeigt, dass sein Gefühl, seine Trauer, verstanden wird.
- Nennen Sie den Tod beim Namen, es hilft dem Kind beim Verstehen.
- Bleiben Sie konsequent in Ihren Aussagen – tot ist immer tot und der tote Mensch kommt nie, nie wieder zurück, auch wenn Ihnen das grausam erscheint.
- Besonders bei Kindern in diesem Alter ist die emotionale Verfügbarkeit der Bezugsperson wichtig, da Informationen im Ausdruck und Einklang mit den damit verbundenen Gefühlen stehen. Oft besteht ein erhöhtes Bedürfnis nach Körperkontakt. Es erleichtert dem Kind längerfristig die Bewältigung.

Drei- bis fünfjährige Kinder

Denken (kognitive Faktoren)

Es ist die Zeit der „Warum-Fragen". Kinder möchten verstehen, wie die Welt, in der sie leben, funktioniert. Neugierig erforschen Kinder ihre Umwelt und versuchen Ursache-Wirkungs-Prinzipien zu entschlüsseln. Jedes „Geheimnis", das gelüftet wurde, bedeutet neues Wissen, das in bereits vorhandene Strukturen eingepasst werden muss und naturgemäß auch neue Fragen und Rätsel aufwirft. Es entwickelt sich ein Denken in Regeln, das hilft, die sich ständig erweiternden Wissensstrukturen nach zusammenhängenden Grundprinzipien zu organisieren (Wenn-dann-Zusammenhänge wie z. B. wenn ich die Blumen gieße, dann wachsen sie).

Im Weltbild von Kindern in diesem Alter kann der Tod als „Sterben als Weiterleben unter veränderten Bedingungen" charakterisiert werden. Mit der Vorstellung vom Tod sind noch keine Gefühle verbunden. Folgende Merkmale sind bedeutsam:
- Das Grundwissen um die Unterscheidung zwischen Belebtem und Unbelebtem wird zunehmend realer. Kinder lernen, dass sich Lebewesen durch eine Reihe bestimmter Merkmale auszeichnen: Sie können sich eigenständig fortbewegen, können größer und dicker werden und (in einigen Fällen) ihre Farbe oder Form verändern (eine Knospe erblüht zu einer Blume).[15]

Das Wissen von Kindern im Vorschulalter über biologische Phänomene beruht zumindest teilweise darauf, dass sie Vergleiche zum Menschen herstellen (z. B. bei Arztspielen). Tod sein heißt, weniger lebendig sein. Das Aussetzen physischer und psychischer Funktionen kann auf nur einige ausgedehnt werden, während andere intakt bleiben: Tote können nicht laufen und nicht spielen, aber vielleicht haben sie doch Durst oder frieren. Die Kinder fragen sich, ob die Toten unter der Erde noch genug Luft bekommen und ob sie es im Sarg auch bequem haben.

Das Denken ist einerseits von einem „naiven Realismus" bestimmt, d. h. nur Konkretes ist wirklich da, andererseits kommt es zu gedanklichen Verbindungen (= Assoziationen), die unlogisch und nicht übereinstimmend sein können. Wunschvorstellungen haben teilweise denselben Realitätscharakter wie Tatsachen. Ihre Gedanken und Wünsche werden für Kinder Wirklichkeit, wenn sie nur intensiv genug wünschen. Deshalb entwickeln sich leicht Schuldgefühle beim Tod eines nahen Angehörigen, weil sie einmal böse auf ihn waren oder ihn weggewünscht haben. Das magische Denken verführt auch dazu, zu glauben, dass man den Toten durch Zauberei oder Magie wieder zurückholen kann. Zu den magischen Vorstellungen gehört auch, dass Kinder eine ganz besondere Verbindung zwischen sich und den Toten herstellen. Ein Kind lebt oft in der festen Überzeugung, dass ihm nichts passieren könne, weil die Toten aus dem Himmel herabschauen und aufpassen, dass man nicht vom Auto überfahren werde.[11]

- Ausdruck des magischen Denkens findet sich auch im Glauben an Wiederbelebung. Im Spiel ist der Tod nur ein vorübergehender Zustand. Die Freunde werden im Spiel beispielsweise erschossen, doch dann stehen sie wieder auf und das Spiel beginnt von vorne. Tod ist etwas, das anderen zustößt.

- Viele Kinder personifizieren den Tod: Schwarzer Mann, Sensenmann, Knochenmann, Teufel oder Skelett. Der Tod wird als eigenständige Person vorgestellt, die willkürlich in das Leben der Menschen eingreift.

- Es ist die Zeit der Märchen und Phantasiefreunde. Oftmals werden „Phantasiefreunde" zur Hilfe zugezogen, die so lebendig sein können, dass ihnen ein eigener Platz am Esstisch zuerkannt werden muss oder ein Fressnapf für den Phantasietiger, der ein unentbehrlicher Begleiter ist. Vor allem in Situationen, die große soziale und emotionale Veränderungen und Herausforderungen mit sich bringen (Umzug, Scheidung, Tod, Abschied, Neuanfang) kommen unsichtbare Freunde vor.[29] Phantasiefreunde in diesem Alter stellen wie Ängste eine völlig normale Form der kindlichen Verarbeitung dar (siehe Kapitel „Die Geschichte mit Pippa und dem Löwen").

- Tod wird als vorübergehender Zustand des Schlafens oder Reisens verstanden, er ist nicht unvermeidlich und endgültig. Problematisch in dieser Phase sind Redewendungen wie „er ist entschlafen". Solche Redewendungen können durchaus Ängste vor dem Einschlafen auslösen. Daher ist eine klare Aufklärung über die tatsächliche Ursache des Todes notwendig.

- Viele Kinder glauben, dass der Tod etwas mit Dunkelheit, dem „Bösen" oder einer Strafe zu tun hat. Nach der Vorstellung von Vorschulkindern sterben nicht nur alte Menschen, sondern auch böse Menschen. Für böse Menschen ist der Tod eine Strafe für falsches Verhalten. Wer gut und lieb ist, braucht nicht zu sterben. Stirbt nun ein geliebtes Familienmitglied, kommt es durch diese Ansicht häufig zu Konflikten, denn: „Papa war doch lieb und brav. Warum ist er jetzt tot?"
- Eine wesentliche Erfahrung mit dem Tod, die das Kind machen kann, ist, dass auch die Macht der Eltern vor dem Tod ihre Grenzen hat. Weder Vater noch Mutter können einen Menschen wieder lebendig machen. Wenn ein Kind den Tod selbst miterlebt, ist dies ein einschneidendes Erlebnis, Eltern können jedoch bei der Verarbeitung helfen.

Fühlen (emotionale Faktoren)

Schon Dreijährige verstehen, dass Gefühle davon abhängig sind, wie eine Situation eingeschätzt wird.[1] Tod bedeutet noch nicht mehr als die momentane Abwesenheit einer Person, die allerdings in vollem Ausmaß erlebt wird. Das Gefühl der Trauer kann heftig sein, ist jedoch nicht unbedingt von langer Dauer. Zu leicht lassen sich Kinder von anderen Dingen in ihrer Umwelt ablenken, die ihre Aufmerksamkeit auf sich ziehen können. Selten zeigen Kinder in dieser Entwicklungsphase spontane Gefühlsausbrüche im Zusammenhang mit dem Tod, eben weil sie ihn noch nicht auf ihr eigenes Leben beziehen. Stirbt jemand in der Familie, empfindet das Kind eine gewisse Trauer und vor allem eine Verlassenheit, wie es sie bei jeder Trennung empfindet.

Symbolspiele, in denen Figuren sterben, tot sind und nach kurzer Zeit wieder aufstehen und weitermachen, sind wichtig und normal. Manchmal wird dabei schon ausgedrückt, dass der Tod mit Leid und Trauer verbunden ist, ohne aber ein bestimmtes Empfinden im Zusammenhang mit dem Tod zu zeigen. Kinder benützen dafür auch viele kreative Tätigkeiten wie Zeichnen, Puppenspiel, das Gespräch mit Phantasiefiguren.

Je älter die Kinder werden, umso mehr verschwindet der Eindruck, Mittelpunkt der Welt zu sein. Kinder lernen ihre eigenen Gefühle und Erlebnisse zu kontrollieren. Besonders bei den Selbstgesprächen mit Phantasiefreunden wird deutlich, wie Kinder versuchen eigene Gefühle auszudrücken, Gedanken zu ordnen, sich Mut zu machen oder Ärger loszuwerden.

Kinder stehen noch immer in einer starken Bindung zu den Bezugspersonen, wodurch sie von Gefühlen der anderen mitbeteiligt und beeinflusst werden können.

So malte ein 4-jähriges Mädchen nach den Terroranschlägen vom 11. 9. 2001 in New York die „Alpträume ihres Vaters". Ihr Vater war Koch im World Trade Center, zum Zeitpunkt des Anschlages jedoch zu Hause. Der Vater berichtete in tiefer Betroffenheit über den Verlust seiner Kollegen, kämpfte mit Schuldgefühlen, weil er an diesem Tag mit einem anderen Dienst getauscht hatte, der dem Anschlag zum Opfer fiel. Er hatte nie über seine Gefühle oder Gedanken mit seiner Tochter gesprochen, doch diese hatte aus lauter kleinen Fragmenten der Realität phantasievoll eine eigene Geschichte zusammengestückelt, die sie malerisch darstellte und die sie ebenso bedrückte wie den Vater.[47]

Informationen, die Kinder im Alter zwischen drei und fünf Jahren bekommen sollen

In diesem Alter besteht ein starkes Bedürfnis, den Tod zu erforschen. Die Antworten auf die Fragen sollten klar sein, Erklärungen ausschließlich das tatsächlich Gefragte betreffen. Fehlt Ihnen einmal die Antwort, so fragen Sie doch das Kind, was es glaubt – wohin die Verstorbenen gehen? Versuchen Sie zusammen mit Ihrem Kind eine zufriedenstellende Antwort zu finden. Sie können auch auf bereits erlittene Verluste wie Tod der Großeltern oder eines Haustieres Bezug nehmen. Vergleiche mit bereits Erlebtem helfen Kindern beim Verarbeiten des aktuellen Todesfalls.

- Fragen zur Endgültigkeit wie: Was passiert mit Menschen, wenn sie sterben? Viele Kinder sind sich der Tatsache sehr bewusst, dass der Tod die Trennung von ihren Eltern, Freunden oder Geschwistern bedeutet. Für viele ist dies die Hauptvorstellung und es mag sie beschäftigen, dass sie dann einsam sind oder dass ihre Eltern ohne sie einsam sein können.

- Fragen zur Allgemeingültigkeit wie: Muss ich sterben? Musst du sterben? Sterben nur große Menschen oder auch Kinder? sollten auf jeden Fall der Wahrheit entsprechen: „Jeder muss sterben, auch du und ich, alte Menschen und Kinder."

- Fragen zum Aussetzen aller physischen und psychischen Funktionen: Kann man im Sarg noch atmen? Hat der Opa keinen Hunger? Kinder müssen verstehen lernen, dass der Tod nicht durch Wünsche („ich wünschte, du wärst tot") oder eigene Gedanken verursacht wird, sondern dass Menschen sterben, weil ihr Körper nicht mehr funktioniert. Kinder können sich schwer vorstellen, dass eine tote Person nichts mehr fühlt. Beispielsweise können sie sich fragen, ob sie einem Toten „Schmerzen zufügen", wenn sie auf sein Grab treten.

- Fragen zum Ursache-Wirkungs-Zusammenhang wie: Ist Oma gestorben, weil ich sie nicht besuchen gekommen bin? Wichtig ist die Versicherung, dass der Tod nicht als eine Bestrafung für schlechtes Benehmen eingetreten ist, weil das Kind jemandem etwas Böses gewünscht oder gesagt hätte. Auf viele Warum-Fragen nach Leid, Krankheit, Ungerechtigkeit gibt es keine eindeutigen Antworten. Sagen Sie dem Kind das, denn auch das müssen Kinder akzeptieren lernen.

- Kinder brauchen Magie und Mythen, Phantasiefiguren und ganz eigene Symbole, um auf einer verlässlichen emotionalen Basis Selbstvertrauen und Selbstwertgefühl zu entwickeln. Bei einer Krise auftauchende Phantasiefreunde – heißen Sie sie willkommen bzw. nützen Sie Leo-Rix, den Löwen aus der Bildgeschichte. Sobald die hilfreichen Phantasiefreunde ihre Aufgabe erfüllt haben, verschwinden sie von selbst.

- Es gibt Verluste, die durch nichts ersetzbar sind, sondern nur betrauert werden können.[11] Auch das müssen Kinder lernen zu akzeptieren, man kann sich nicht daran vorbeischummeln. Kinder müssen das Recht haben,

Schmerz zu empfinden, ihn zu verarbeiten und schließlich zu überwinden.[17] Schonung der Kinder ist unmöglich, aber Hilfe bei der Verarbeitung und Bewältigung sehr wohl!

Sechs- bis zehnjährige Kinder

Denken (kognitive Faktoren)

Die Schule stellt eine enorme Herausforderung an die kognitive Entwicklung dar. Allein durch das Erlernen der Schriftsprache wird der Wortschatz vergrößert, da diese viel komplexer und informationsdichter ist als die gesprochene Sprache. Die Allmachtsphantasien des „magischen Denkens" treten langsam in den Hintergrund. Das Denken wird konkreter, das Vorstellungsvermögen wird reifer. Die Kinder orientieren sich mehr und mehr an realen Lebensanforderungen, wie sie die Schule an sie stellt. Sie wissen schon viel über den Tod, es wird klar, dass man keinen Einfluss auf Leben und Tod hat, vieles bleibt allerdings rätselhaft. Je mehr Kinder darüber nachdenken, umso detaillierter und konkreter werden die Fragen: Was passiert mit jemanden, der begraben wurde? Stirbst du gerne? Die Kinder entwickeln ein sachliches, nüchternes Interesse an den Äußerlichkeiten des Todes wie zum Beispiel an Gräbern, an Beerdigungen, am Friedhof und daran, wie ein Toter aussieht. Kinder denken vorwiegend wirklichkeitsgetreu. Die Idee einer Trennung von Körper und Seele erscheint ihnen noch unglaubhaft.[57] Allerdings sind siebenjährige Kinder noch nicht zu einer abstrakten Auffassung vom Leben nach dem Tod fähig. Das Jenseits oder Leben danach stellen sie sich oft als eine Art Paradies vor und ihre Fragen befassen sich mehr mit technischen Problemen des Auferstehens als mit religiösen Hintergründen („Wie holt der liebe Gott die Menschen aus den Gräbern? Was macht er denn nur mit all den Toten?"). Aufgrund des besseren Verständnisses von Zeit wird der Zusammenhang zwischen Alter und Tod begriffen. Aufgrund der besseren Selbsteinschätzung wird auch verstanden, dass man selbst sterben kann.

Durch das Wissen um die eigene Sterblichkeit bildet sich die Angst vor dem Tod aus. Kinder entwickeln oft Ängste, wenn sie von ihren Eltern getrennt werden, entweder dass ihnen oder ihren Eltern etwas passieren könnte. Kinder fürchten sich z. B. davor, dass Räuber in der Nacht einbrechen oder dass Feuer ausbricht. Auch Alpträume kommen vor wie beispielsweise von *„verrückten Leuten, die sie (Lana, ein 8-jähriges Mädchen) verfolgten und versuchten, sie aufzufressen"*.[47]

Fühlen (emotionale Faktoren)

Je mehr Sicherheitsgefühl ein Kind hat, desto mehr Raum ist für das Denken und Fühlen vorhanden. Besonders in diesem Alter sollte ein Kind Hilfe bekommen, Gefühle zu verarbeiten und einzuordnen, da es sich immer mehr vorhandenen gesellschaftlichen Notwendigkeiten anpassen muss, was natürlich ein gewisses Maß an Regulierung der eigenen Gefühle verlangt. So beinhaltet der Begriff der „Schulfähigkeit" die Voraussetzung einer stabilen emotionalen Entwicklung, die sich z. B. in der Fähigkeit zeigt, sich in soziale Gruppen einfügen zu können und eigene Bedürfnisse bei Bedarf auch zurückzustellen. Rituale werden zunehmend bewusster als Bestandteil des sozialen Lebens gesehen und Kinder können bereits, wenn sie möchten, Rollen im Rahmen der Rituale einnehmen, z. B. Kerzen entzünden, ein Gedicht für eine Gedenkfeier sprechen. Dies kann die Bewältigung fördern, da Kinder beim Trauerritual mit dabei sind und ebenso wie Erwachsene darin Trost und Mut finden können.

Für das Kind wird der Bedeutungszusammenhang von Sterben, Tod und Trauer mehr und mehr emotional besetzt. Aufgrund der realistischeren Vorstellung werden Sterben und Tod zu etwas Negativem. Der Tod wird als etwas Grausames und Unheimliches empfunden. Beerdigungen, Särge und Friedhöfe können nun einerseits Angst auslösen, andererseits finden sie ein mit Faszination und Abscheu gemischtes Interesse. Identifikationen mit unsterblichen Heldenfiguren halten Einzug in die kindliche Gefühlswelt.

Es können auch alltägliche Ängste intensiver werden: Angst vor der Dunkelheit, Angst vor dem Alleinsein. Es kann auch sein, dass Kinder für einige Zeit auf eine Kleinkindstufe zurückfallen (es will wieder einen Schnuller, traut sich etwas nicht mehr zu, dass es schon konnte), dies drückt vor allem ein erhöhtes Schutzbedürfnis aus: je jünger Kinder sind, umso mehr Schutz wird ihnen gewährt. Nach einem Todesfall in der Familie können Kinder, die unter Trennungsangst leiden, sich weigern in die Schule zu gehen oder aus einem sonstigen Grund das Haus zu verlassen. Sie fordern häufig mehr Aufmerksamkeit von den Eltern, klammern sich an sie, weichen nicht von ihrer Seite oder kommen nachts zu den Eltern ins Bett. Manche Kinder können sich auf nichts mehr konzentrieren, sie ziehen sich von ihren Freunden zurück und sind depressiv. Kinder können auch mit unauffälligem Verhalten reagieren, erscheinen sogar besonders brav und umgänglich.

Informationen, die Kinder im Alter zwischen sechs und zehn Jahren bekommen sollen

Kinder in diesem Alter haben schon eine gewisse Vorstellung über den Tod und können vielleicht schon eigene Ängste und Sorgen in Zusammenhang mit dem konkreten Ereignis bringen. Jetzt ist es besonders wichtig, zuzuhören und die Fragen einfühlsam zu beantworten.
  – Fragen zur *Endgültigkeit:* Die Tatsache, dass verstorbene Menschen nicht mehr ins Leben zurückkehren können, ist für das Verständnis des Todes entscheidend. Erklären Sie dem Kind den Unterschied zwischen „vorgetäuschtem Tod", z. B. in einem Film oder im Theater, und „richtigem Tod". Das Kind soll erkennen können, dass der „richtige Tod" nie mehr leben bedeutet.

- Fragen zur *Allgemeingültigkeit:* Die Tatsache, dass jeder lebende Organismus einmal sterben wird, ist wichtig für das Verständnis, dass wir alle eines Tages sterben müssen. Dies kann manche Kinder trösten, die glauben, alle anderen leben ewig, nur sie – oder eine geliebte Person – müssten ungerechterweise sterben. Sowohl Pflanzen als auch Tierwelt bieten genug Möglichkeiten, die Vergänglichkeit von Lebewesen zu erklären. Auch der biologische Mechanismus der Verwesung eignet sich gut dazu.

- Fragen zum *Aussetzen aller physischen und psychischen Funktionen:* Was passiert, wenn man tot ist? Der Körper hört auf zu atmen, zu wachsen, zu sehen, zu hören, zu denken und zu fühlen und das Herz schlägt nicht mehr, Tote können nicht mehr essen, nicht mehr trinken, die Verdauungsorgane arbeiten nicht mehr, das Blut vertrocknet und ist nicht mehr rot und flüssig, das können Antworten sein, die das Beenden der körperlichen Funktionen für ein Kind verständlich machen. Manche Kinder befürchten, dass sie dann zwar hören, was mit ihnen geschieht, aber nichts mehr sagen können. Auch was tatsächlich mit dem Leichnam geschieht, muss ausgesprochen werden: Er wird in der Erde begraben oder zu Asche verbrannt.

- In dieser Phase kann man Kinder schon in Fragen der Verabschiedung und Begräbnisgestaltung miteinbeziehen. Sie haben dabei das Gefühl, noch etwas für den Verstorbenen tun zu können.[56]

- Nehmen Sie die Ängste der Kinder ernst, versuchen Sie nicht ein Kind zu überzeugen, dass es „niemals so sein kann, weil …". Es ist sinnvoller die Angst ernst zu nehmen, die für das Kind durchaus real ist, und zusammen mit dem Kind etwas zu finden, das hilft die Angst zu überwinden (z. B. ein Kuscheltier, das aufpasst, während man schläft, oder Leo-Rix aus der Bildgeschichte).

Elf- bis dreizehnjährige Kinder

Denken (kognitive Faktoren)

Das Weltbild der Kinder wird vergrößert durch die Fähigkeit, selbständig Theorien bilden zu können. Das bedeutet, dass sie nicht mehr an konkrete, anschauliche Operationen gebunden sind, sondern Erfahrungen von einem Bereich auf den anderen übertragen können, ohne dies tatsächlich ausprobieren zu müssen. Symbole und insbesondere Worte helfen, die Erfahrungen, die ein Kind im Umgang mit anderen Menschen gesammelt hat, einzuordnen und zu verarbeiten. Das „Wenn/dann-Denken" wird immer mehr von „Weil/deshalb-Gedanken" abgelöst. Die meisten Kinder übernehmen auf dieser Entwicklungsstufe die Hauptpunkte der in der Erwachsenengesellschaft geltenden Todesvorstellungen. Sie verstehen und akzeptieren den Kreislauf Geborenwerden und Sterben. Sie wissen, dass der Tod unvermeidlich ist und ein toter Körper andere Merkmale aufweist als ein lebender. Sie verstehen die Trennung zwischen Körper und Seele.

Fühlen (emotionale Faktoren)

Je wirklichkeitsbezogener das Weltbild des Kindes wird, umso mehr erreicht es eine äußere und innere Unabhängigkeit. Es kommt zu einer Distanzierung von den Eltern, die Gemeinschaft mit Gleichaltrigen gewinnt an Bedeutung. Werte wie Gerechtigkeit werden verstanden und sind bedeutungsvoll (z. B. das typische „Das ist unfair"). Kinder sind sich der eigenen Gefühle bewusst und können sie gut verbal beschreiben. Auch wenn das magische durch realistischeres Denken abgelöst wurde, kommt es auch noch in diesem Alter zur Entstehung von magischen Ängsten wie vor Geistern, bösen Tieren und Monstern. Der Tod wird zwar als etwas Endgültiges verstanden, trotzdem können noch Todesängste auftreten, die das Kind auf sich selbst oder nahe stehende Personen richtet. Der Zusammenhang zwischen dem Todesverständnis und der eigenen Hilflosigkeit wirkt immer erschreckend für Kinder.

Kinder können einen Verlust in seiner vollen Tragweite empfinden. Sie zeigen als Reaktion auf einen Todesfall Mitleid und Einfühlungsvermögen. Ängste werden eher geleugnet.

Informationen, die Kinder im Alter zwischen elf und dreizehn Jahren bekommen sollen

Auf Fragen der Kinder zur Endgültigkeit, dem Aussetzen aller physischen und psychischen Funktionen, der Allgemeingültigkeit und dem Ursache-Wirkungs-Zusammenhang soll realitätsnah und detailliert eingegangen werden.

- Jeder Todesfall hat Auswirkungen auf das unmittelbare Leben des Kindes. Beziehen Sie das Kind in Ihre Überlegungen und Gespräche deshalb mit ein. Das Kind kann und will sie verstehen.
- Es werden Fragen nach dem Sinn des Todes gestellt, die für jeden Erwachsenen schwierig zu beantworten sind, da eine ehrliche Beantwortung eine Herausforderung an das eigene Weltbild, die eigene Vergänglichkeit darstellt. Die Tatsache, dass nach dem Tod eines nahe stehenden Menschen nichts mehr so wie vorher ist, lässt anfangs an eher negative Aspekte denken. Versuchen Sie bewusst positive Aspekte einzubringen, wie: Der Tod gehört zum Leben dazu; dieses Wissen kann das Leben bereichern, indem wir es bewusster gestalten und erleben. Schwierig nachzuvollziehen sind Hinweise auf körperliches Leiden, das jemandem erspart wurde, da Kinder in diesem Lebensalter noch wenig Erfahrung mit langwierigen körperlichen Erkrankungen haben. Das Gefühl, unverwundbar und unverletzlich zu sein, steht im Vordergrund.

Jugendliche

Denken (kognitive Faktoren)

In dieser Entwicklungsphase geht es vor allem darum, Wissen weiterzuentwickeln und bis zu einem gewissen Grad zu vervollständigen. Zur Identitätsentwicklung gehören Überlegungen zur Frage nach dem Sinn des Lebens und des Todes. Da abstraktes Denken möglich ist, werden eigene Theorien formuliert und Lösungen sowie Prinzipien selbständig entwickelt.

Fühlen (emotionale Faktoren)

Der Trauerprozess ähnelt schon sehr dem des erwachsenen Menschen. Damit verbundene Gefühle wie Angst, Einsamkeit, Hilflosigkeit und Traurigkeit werden wichtig. Verstirbt ein Elternteil in dieser Phase, so können notwendige Ablösungsprozesse unterbrochen werden.

Die Verarbeitung einer Todeserfahrung scheint gerade in diesem Alter besonders schwierig, weil das alte Gefüge der Kindheit nicht mehr hält und ein neues noch keine verlässlichen Formen angenommen hat.[48] Der Tod wird oft als sinnlos und ungerecht erlebt, religiöse und kulturelle Rituale können zwar lindern, sind aber bisweilen nicht ausreichend. Sinnkrisen können auftreten. Wichtige Unterstützung kann von Gleichaltrigen kommen, hingegen werden die Tröstungsversuche von vertrauten Erwachsenen mitunter auch abgelehnt.

Wie trauern Kinder?

*Trauer ist die gesunde, lebensnotwendige, kreative Reaktion
auf Verlust- und Trennungsereignisse.*[8]

Tod ist eine starke emotionale Erfahrung und Belastung für die Angehörigen – sie ist wohl der stärkste Stress, der einem Menschen überhaupt widerfahren kann. Tod und Sterben sind mit Trauer untrennbar verbunden. Die Trauer ist ein „besonderes" Gefühl, denn sie ist einerseits der Oberbegriff für viele unterschiedliche Empfindungen (Verzweiflung, Hoffnungslosigkeit, Wut, Schuldgefühle, Angst, Einsamkeit und Sehnsucht), die auf einmal auf uns einwirken, andererseits ist sie aber auch sozialen und gesellschaftlichen Traditionen, Ritualen, aber auch Tabus unterworfen. Beim Erwachsenen kann sie sogar in unterschiedliche „Phasen" eingeteilt werden, die in Folge auch genauer beschrieben werden, denn meist wirkt die Trauer der Erwachsenen auf die Trauer der Kinder und formt die Möglichkeit der Kinder, ihre eigene Trauer zu leben.

Trennungen und Abschiede lösen bei Kindern ebenso wie bei Erwachsenen das notwendige und fast immer unausweichliche Gefühl des Traurigseins aus. Im Zusammenhang mit der posttraumatischen Belastungssymptomatik kommt es oft zu einer Vermischung von Gefühlen, die Trauma und Trauer betreffen.[40] Das Krankheitsbild der Posttraumatischen Belastungsstörung (PTBS) erschwert den Trauerprozess, da durch sie immer wieder Aufmerksamkeit auf die traumatischen Umstände des Todes und damit zusammenhängende Ereignisse gelenkt wird.[40] Daher steht die PTBS in enger Beziehung zu unverarbeitbarer Trauer.[26] Dies gilt sowohl für Kinder und Jugendliche wie auch für Erwachsene. Die beiden Reaktionen (die Trauerreaktion und die traumatische Reaktion) nach dem plötzlichen und unerwarteten Tod eines geliebten Menschen ergänzen einander nicht, sie stehen vielmehr zueinander in Widerspruch.

Der Widerspruch Trauer und Trauma

Unter *Trauer* verstehen wir die leidvolle Reaktion eines Menschen auf einen schwerwiegenden und unwiderruflichen Verlust – sei es der Verlust eines nahe stehenden Menschen oder wichtiger Lebensziele, die aufgegeben werden müssen, sozialer Rollen (Ehepartner – verwitwet), Wertvorstellungen oder von Besitz.
Traurigkeit bezeichnet die niedergeschlagene, getrübte Stimmung einer trauernden Person, aber auch, in einem weiteren Sinn, die Reaktion auf unerwünschte Ereignisse, die nicht unbedingt einen Verlust darstellen müssen, wie etwa so-

ziale Ablehnung und Missbilligung, das Verfehlen eines persönlichen Ziels oder nicht erfüllte Erwartungen.[53] Das Wort „*trauern*" kommt vom altenglischen Begriff „drusian – sinken; matt, kraftlos werden". Ein Mensch, der trauert, wird niedergedrückt von einer schweren Last – dem Traurigsein. Die Fähigkeit, diese Last zu tragen, sie nach und nach leichter zu machen und sie schließlich ganz abzulegen, ist der Kern des natürlichen, gesunden Trauerns.[23]

Traumatische Reaktionen beinhalten immer wieder auch das Durchleben der traumatischen Situation sowohl in Gedanken, als auch im Traum oder in Form von Bildern, die gleichsam wie ein Kino im Kopf immer wieder das gleiche Filmprogramm vorspielen, aber auch eine erhöhte Wachsamkeit und eine körperliche Überregtheit (nicht schlafen können, sich nicht konzentrieren können, unter ständiger Anspannung stehen, sehr leicht erschrecken). Immer wieder bezieht man sich auf die traumatischen Umstände des Todes, man kann nicht loslassen, der gedankliche und gefühlsmäßige Abschied vom Verstorbenen wird durch die traumatische Erinnerung und die sie begleitenden Symptome (s. Seite 13 – traumatische Reaktionen) stark eingeschränkt, beinahe verhindert. Daher ist es wichtig, die traumatischen Reaktionen zu bearbeiten, sie durch die weiter oben beschriebenen Möglichkeiten im Umgang mit den Verlust zu lindern, damit sich eine gesunde und notwendige Trauerreaktion nach und nach entwickeln kann.

Jedes Kind trauert

Kinder leiden unter dem Verlust, dennoch sind sie in der Lage, die Trauer zu ertragen. Kinder können von den Erwachsenen nicht von der Trauer und dem Verlust bewahrt werden, man würde ihnen z. B. durch das Verschweigen oder Beschönigen eines traumatischen Verlustes ein Stück ihres Lebens nehmen. Sie haben gleichsam ein Recht darauf, den Verlust eines von ihnen geliebten Menschen zu betrauen. Das Ermöglichen der Trauerreaktion hilft ihnen, den Verlust auch eher zu verarbeiten, als ein Tun, als wäre wenig geschehen. Ein schonungsvolles, aber ehrliches Umgehen mit dem Verlust lindert am ehesten Verzweiflung, Ratlosigkeit und Hilflosigkeit, weil es einen Rahmen schafft, in dem sich das Kind orientieren kann und begreifen kann, was geschehen ist.
Kinder denken und fühlen zwar anders als Erwachsene, ihre Vorstellungen und Bilder vom Tod sind sowohl aufgrund ihres Alters wie auch durch individuelle Erfahrungen geprägt, aber man sollte ihnen dennoch das Abschiednehmen und Trauern ermöglichen. Abhängig vom jeweiligen Alter sieht die Welt anders aus und wird der Tod verstanden. So trauern Kinder auch unterschiedlich bzw. drückt sich ihre Trauer in ihrem Verhalten und ihren Gedanken altersspezifisch aus. Sehr kleine Kinder zeigen eher Unruhe, weinen mehr und sind leichter aus ihrem Rhythmus zu bringen (beispielsweise verändertes Schlaf- und Essverhalten). Bei Kindern bis etwa acht Jahren kommt es ebenfalls zu Verhaltensänderungen, beispielsweise zu Konzentrationsproblemen,

zu einem Zurückfallen auf frühere Verhaltensmuster und zu wechselhaften Launen („himmelhoch jauchzen und zu Tode betrübt").

Um einem Kind die Trauer bzw. eine normale Verlustreaktion zu ermöglichen, sind einige Faktoren von Bedeutung[44] (siehe auch Kapitel „Verständnis und Gefühle von Kindern in Bezug auf den Tod"):
- *wann* dem Kind die Todesnachricht gesagt wird
- *was* ihm gesagt wird
- *wie* der überlebende Elternteil oder eine vertraute Person selbst reagiert
- *welche Reaktionen* diese Person von seinem Kind wünscht und erwartet

Wichtig ist, dass authentisch (entsprechend den eigenen Gefühlen), wahrheitsgetreu, altersgemäß und möglichst schnell dem Kind die *wichtigsten Informationen* mitgeteilt werden.

> Man sollte sich bewusst sein, dass Unwissen in diesem Fall nicht schützt, sondern eine normale Reaktion auf den Verlust eines geliebten Menschen sogar verhindern kann. Der Schmerz muss zugelassen werden, dem Traurigsein-Dürfen Zeit und Raum eingeräumt werden. Wer Kinder in ihrer Trauer unterstützen will, muss selbst trauern können.

Trauerreaktionen bei Kindern

Ein wesentlicher Unterschied zwischen Kindern und Erwachsenen besteht darin, dass beim Kind der Trauerprozess schneller abgeschlossen ist und es auch mehr Erholung zwischen den Trauerphasen braucht. So ist es sehr normal, dass Kinder z. B. nach einem Begräbnis zum fröhlichen Spiel mit den Freunden übergehen, wieder zu den Erwachsenen zurückkehren und trauern, dann mit den Freunden weiterspielen. Dieser Wechsel zwischen dem ganz normalen kindlichen Alltagsverhalten und den Trauerreaktionen hält eine Zeitlang an, bis er sich schließlich ganz legt und das Kind bei den Erinnerungen an die verstorbene Person keine Trauergefühle mehr erlebt und zeigt. Die Trauerphasen der Erwachsenen sind länger, aber auch sie brauchen zwischendurch Erholung und Ablenkung. Es ist also gut und wichtig, Trauernde auch bei der notwendigen Erholung zu unterstützen. Lächeln und ab und zu ein Gefühl des Lebensgenusses stehen in keinem Widerspruch zur Trauer.

Je jünger ein Kind zum Zeitpunkt des Verlusts ist und je intensiver die bisherige Beziehung zur verlorenen Bezugsperson verlaufen ist, umso einschneidender ist das Erlebnis im Empfinden des Kindes. Dieser Trennungsschmerz wird beim unwiderruflichen Verlust bestimmter Personen erlebt, die lange Zeit nicht durch eine andere Person ersetzt werden können, wobei natürlich niemand wirklich ersetzt werden kann. Trotzdem ist es möglich, dass neue Beziehungen zu Menschen den Verlust lindern und ausgleichen können.

Typische Trauerreaktionen von Kindern im Schulalter

- sprunghaftes, punktuelles Trauern
- weinen bisweilen dann, wenn es erwartet wird
- existentielle Fragen, Sachfragen über den Tod, die Verwesung, den Aufenthaltsort oder ob der Verstorbene wohl an das Kind denkt …
- vielschichtige Ängste: vor der Dunkelheit, vor dem Alleinsein, vor Tieren …
- Wut und Aggression: entweder auf die verlorene Bezugsperson oder auf die hinterbliebenen Angehörigen, weil sie nicht in der Lage waren, dieses Unglück zu verhindern
- Schuldgefühle: am Tod schuld zu sein, weil das Kind z. B. nicht brav war oder sich gewünscht hat, dass etwas passiert, weil es sich etwa über eine Erziehungsmaßnahme geärgert hat
- aktives Verdrängen: zeigt sich z. B. bei den besonders braven Kindern, die plötzlich ganz besonders gut „funktionieren" und so versuchen, das Leid der Erwachsenen zu lindern
- übertriebene Ausgelassenheit
- Wunsch, dass alles „normal" weitergeht
- Suche nach Ursachen und Gründen: Hier kann das Kind vielfältige Fragen stellen, die einen Erwachsenen bisweilen in Verlegenheit bringen können. Versuchen Sie trotzdem diese Fragen zu beantworten.
- Idealisierungstendenzen des Verlorenen

Ein etwa 7-jähriges Kind fragte nach dem plötzlichen Tod der Mutter den Vater „Weißt du, wer mir abgeht?" Diese Frage hat sie hunderte Male gestellt, sie kommt beinahe jeden Tag. Vom Vater folgt als Antwort stets ein mitfühlendes „Ja, die Mama – stimmt's?". Dazu nickt sie meist. Viel mehr als diese kurzen Dialoge finden nicht statt. Das Mädchen geht dann mit einem nachdenklichen Nicken zu einem ganz anderen Thema über, das aus ihrer aktuellen Lebenswelt kommt und nichts mehr mit dem kurzen Erinnern an ihre Mutter zu tun hat. Es war für den Vater anfangs fast befremdlich, mit welchem Tempo ihre Stimmungslagen gewechselt haben.[38]

Ein Vater berichtet von seiner 4-jährigen Tochter, die sehr bewusste Erinnerungen daran hatte, wie die Mutter starb. Etwa ein halbes Jahr später erzählte sie davon. Seitdem spricht sie öfter über diese Erlebnisse. Sie war in der ersten Zeit verschlossener und in sich gekehrter als sonst. Es erforderte viel Geduld zu warten, bis sie zum Beispiel am Morgen bereit war, sich für den Kindergarten fertig zu machen. Nicht immer reichte die Geduld aus, damit Dunja, mit dem ihren Bedürfnissen entsprechenden Tempo, folgen konnte, und dann brach es aus ihr heraus. Sie begann zu weinen: „Ma-ma, Ma-ma". Dieses erste „Mama" im Weinen kam erst Monate nach dem Tod der Mutter und wiederholte sich im Laufe der nächsten Zeit einige Male. Mittlerweile, eineinhalb Jahre danach, habe ich es länger nicht mehr gehört.[38]

Die beschriebenen Reaktionen sind normal, sie sollen keinen Anlass zur Sorge geben, auch wenn sie für Erwachsene manchmal schwer nachzuvollziehen sind bzw. nicht gut zu ertragen sind, weil es einem weh tut, das Kind trauern zu sehen.

Trauerprozess bei Kindern und Erwachsenen

Es führt kein Weg an der Trauer vorbei, sondern nur durch sie hindurch.[8]

Jeder Mensch, der einen Verlust erleidet, erlebt Angst und Verzweiflung und durchläuft im Trauerprozess verschiedene Phasen. Es handelt sich um einzelne Schritte der Reaktion auf das Verlusterlebnis, die bei jedem Menschen in mehr oder weniger ausgeprägter Form auftreten. Dies gilt umso mehr für Kinder.

Trauer wird häufig als Prozess, der in Phasen abläuft, beschrieben, der bei allen Betroffenen ähnlich passiert. Dennoch geht die Trauer bei allen Menschen einen individuellen und einzigartigen Weg. Es gibt keine Richtlinien, wie lange wir um wen zu trauern hätten, es gibt keine Anleitung, die beschreibt, wie man richtig trauert: Je mehr wir jemandem, oder etwas emotional verbunden sind, desto mehr werden wir trauern müssen, sei es, dass wir länger trauern, sei es, dass wir intensiver trauern.[20] Jeder Trauernde muss seinen eigenen, ihm entsprechenden Weg durch die Trauer finden. Dennoch treten gewisse Gefühlszustände bei fast allen Menschen auf, die jemanden verloren haben. Diese Gemeinsamkeiten ermöglichen es, sich doch als „normal" und „richtig" in all den Schmerzen und Verwirrungen zu begreifen. Der Trauerprozess ist an sich etwas Normales, der das Ziel hat, die Situation zu bewältigen und sich selbst neu zu organisieren. Von „ungelöster" oder „pathologischer" Trauer wird gesprochen, wenn die Trauer außergewöhnlich intensiv erlebt wird („übertriebene Trauer"), über längere Zeit keine Neuanpassung erreicht wird („chronische Trauer") oder zeitlich sehr spät nach dem Verlust („verzögerte Trauer") erlebt wird.[28]

Merkmale von Trauerprozessen

Der Verlust und die damit notwendige Verarbeitung der Trauer sind zwar Grenzerfahrungen, aber dennoch normale Ereignisse, die wir in der Regel auch verarbeiten können. Die Emotion Trauer bewirkt Wandlung, lässt wirklich Abschied nehmen und macht den Menschen dadurch bereit für neue Beziehungen. Vier Trauerphasen[20] werden genannt, wobei jede einzelne spezielle Merkmale bzw. Schwierigkeiten der Bewältigung aufweist. Diese Trauerphasen wurden ursprünglich für erwachsene Personen beschrieben. Da Kinder eng an den Trauerprozess der Erwachsenen gebunden sind, werden diese Trauerphasen hier dargestellt. Wenn Erwachsene gut trauern können, helfen sie damit ihren Kindern oder den Kindern, für die sie Verantwortung übernommen haben, am meisten.

Phase des Nicht-wahrhaben-Wollens

Durch die Nachricht des Todes einer nahestehenden Person wird ein „Gefühlsschock" ausgelöst. Die meisten Menschen reagieren mit Empfindungslosigkeit, sie fühlen sich selbst wie tot, starr. Die Empfindungslosigkeit, die einhergeht mit dem Nicht-wahrhaben-Wollen des Verlusts, kann als Überwältigung von einem zu starken Gefühl, mit dem nicht umgegangen werden kann, und auch als Verdrängung der unangenehmen Nachricht gewertet werden. Diese Phase kann sich von einigen Stunden bis zu etwa einer Woche erstrecken.[5] Bei plötzlichen Todesfällen hält diese Phase länger an.

Wichtig ist es, dass man dem Trauernden das Gefühl vermittelt, dass er so starr, so empfindungslos sein darf, wie er ist, und dass es ihm niemand vorwirft, wenn er keine Tränen hat. Es wäre hilfreich, wenn sich Helfer zur Bewältigung der alltäglichen Besorgungen, der organisatorischen Notwendigkeiten, die mit dem Trauerfall zu tun haben, finden.

Das Kind in der ersten Phase
Das betroffene Kind ist oft nicht in der Lage, den Ernst der Situation zu erkennen. Dennoch kann es sich sehr müde – von den Gefühlen überwältigt – fühlen. Viele trauernde Kinder bringen ihren Schmerz durch Weinen zum Ausdruck. Weinen ist ein primärer und natürlicher Ausdruck jeglicher Art von Leiden. Vor allem bei Kindern ist dies eine normale Ausdrucksform für Kummer, die ein Zulassen von Gefühlen und ein gewisses Erkennen der Situation ermöglicht.

Phase der aufbrechenden Emotionen

Typisch für diese Phase sind Trauer, Niedergeschlagenheit, Wut, Schuldgefühle, aber auch positive Erinnerungen an das gemeinsame frühere Leben. Es kann auch zu Zornausbrüchen, Angstgefühlen (vor allem in Bezug auf die Zukunft) und Ruhelosigkeit kommen. Es ist eine Phase wechselnder Gefühle. Diese Phase ist sehr wichtig, um alte Verhaltensmuster aus der gemeinsamen Vergangenheit aufzubrechen und die Möglichkeit zu schaffen, neue Verhaltensmuster (z. B. die Entwicklung eines neuen Einschlafrituals) entstehen zu lassen.

Die Anfälle von Zorn, von Wut und von Schuldgefühlen scheinen sich eher beim Tod von Menschen zu ereignen, die vor ihrer Zeit sterben und plötzlich sterben. Da wird der Tod noch viel unbegreiflicher und die Auseinandersetzung kann nicht mehr geführt werden.
In dieser Phase tut es gut, jemanden zu haben, mit dem man über den Verstorbenen sprechen kann und bei dem man auch über die „schwierigen" – weil oft gesellschaftlich nicht anerkannten – Gefühle sprechen kann (z. B. über die negativen Erfahrungen mit dem Toten). Es ist für den Trauernden nicht hilfreich, wenn man ihm seine Schuldgefühle wegargumentieren, „ausreden" will.

Es ist sinnvoll, über diese Schuldgefühle zu reden. Meist zeigt sich nach einiger Zeit, dass man eigentlich sein Bestmögliches getan hat, um in der unglücklichen Situation zu bestehen.

Das Kind in der zweiten Phase

Kinder erkennen nach und nach bewusst den Verlust. Das Kind reagiert darauf mit Verzweiflung, Wut und vielen Fragen, die sich daraus ergeben. Durch die Abwesenheit der Person, die normalerweise Schutz und Sicherheit geboten hat, gerät die sichere Basis des Kindes ins Wanken. Es fühlt sich verunsichert, verängstigt und bestimmte Situationen können leichter Sorge und Angst hervorrufen als vorher.
Die Wut des Kindes richtet sich einerseits gegen das, was passiert ist, und andererseits soll verhindert werden, dass dies wieder geschieht. In diesen Wutausbrüchen kommt eine Mischung aus Angst, Liebe und Hass zum Ausdruck. Die Wut kann sich gegen alles und jeden richten:

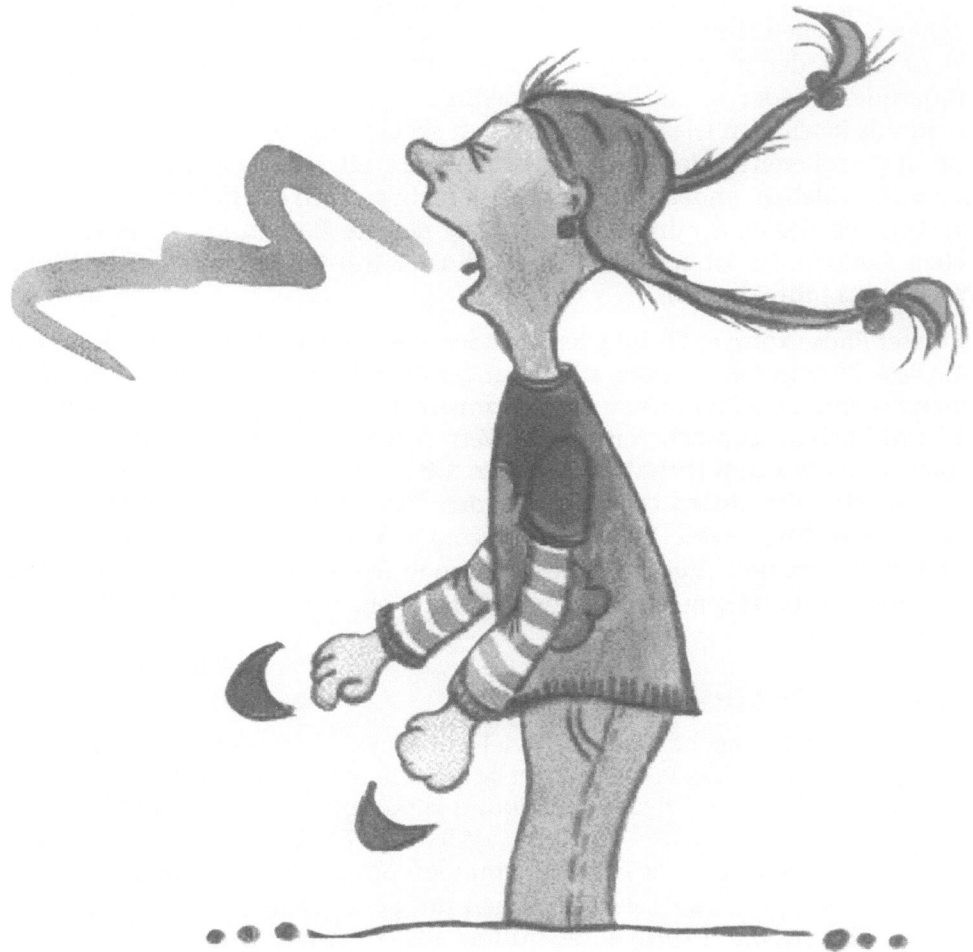

Das Kind kann nicht verstehen, dass der geliebte Mensch nicht wiederkehrt und ist wütend auf denjenigen, der es verlassen und allein gelassen hat, wie auch auf denjenigen, der ihm die Situation zu erklären und zu trösten versucht, und auch auf sich selbst, da es sich möglicherweise mitverantwortlich für den Verlust der geliebten Person fühlt.

Die Wut dauert nie lange an, meist verschwindet sie und kommt wieder. Es gibt einen Wechsel zwischen Wut, Verzweiflung und normalem Verhalten. Mit der Zeit lässt die Intensität dieser Gefühle nach.

Die Phase des Suchens und Sich-Trennens

In dieser Phase kommt es bisweilen zum Suchen an Orten, die der Verstorbene geliebt hat oder oft aufgesucht hat. Das Suchen geschieht unwillkürlich. Scheinbar zufällig findet man sich an Orten der gemeinsamen Erinnerung wieder. Das Suchen kann den Sinn haben, sich immer wieder mit dem Menschen auseinander zu setzen, den man verloren hat. Durch das vermeintliche Finden fallen die Trauernden wieder in starke Trauergefühle, der Verlust wird durch den Ort nochmals bewusster. Dieses Suchverhalten scheint den Menschen immer mehr darauf vorzubereiten, den Verlust zu akzeptieren, ein Leben ohne den Verstorbenen weiterzuleben, andererseits aber auch nicht einfach alles verloren zu geben, sondern die Beziehungsintensität und die gelebte Beziehung als etwas zum Leben Gehörendes zu erfahren. Diese Phase kann beim Erwachsenen einige Wochen bis Jahre dauern.

In dieser Phase kann es Phantasien darüber geben, ob der Tote nicht wirklich tot ist. Diese Phantasien ereignen sich häufiger bei plötzlichem Sterben. Besonders lebendig sind diese Phantasien über Vermisste in einem Krieg. Da in diesem Fall nicht wirklich auszumachen ist, ob der Vermisste tot ist, ist den Phantasien über seinen Verbleib kaum Einhalt zu gebieten. Über diese Phantasien bleibt die Bindung an den Vermissten erhalten. Für den Trauernden ist es wichtig, dass er seine Geschichten, seine Phantasien erzählen kann, immer wieder, weil dadurch seine Emotionen geweckt werden und weiter verarbeitet werden können. So schmerzhaft dies sein kann, ist es doch sinnvoll, weil es zum Akzeptieren des Verlustes führt.

Das Kind in der dritten Phase

Verlassene Kinder beschäftigen sich viel mit Vorstellungen und Erinnerungen, die mit der verstorbenen Person zu tun haben. Diese Vorstellungen sind stets mit der Hoffnung auf eine Wiedervereinigung verknüpft, da sich ja doch alles als ein großer Irrtum herausstellen könnte. Wie beim Erwachsenen ist diese „emotionale Suche" auch an eine örtliche gebunden. Sowohl bei Kindern als auch bei Erwachsenen kann es zu Zwiegesprächen mit dem Verstorbenen kommen, die von den Kindern oft in Form eines Traums als sehr real empfunden werden.

Dieses Suchen hilft dem Kind auch die Angst zu bewältigen, dass es den geliebten Menschen vergessen könnte, z. B. dass es vergisst, wie die Mama ausgeschaut hat, oder die Art und Weise, wie die Gute-Nacht-Geschichte vorgelesen wurde. Es ist also nachvollziehbar, warum Kinder darauf bestehen, immer wieder die gleichen Fotos anzuschauen. Fassbare Erinnerungen wie Fotos helfen eine „innere Figur" des geliebten Menschen entstehen zu lassen, die notwendig ist, um neue Beziehungen aufnehmen und leben zu können.

Die Phase des neuen Selbst- und Weltbezugs

Ist die Such- und Trennphase in ein Stadium gekommen, in dem der Verlust und die damit verbundene Trennung akzeptiert wurden, ist man bereit, ein neues Welt- und Selbstverständnis aufzubauen. Voraussetzung dafür ist, dass der Verstorbene nun eine „innere Figur" geworden ist. Sei dies, dass der Trauernde den Verstorbenen als eine Art inneren Begleiter erlebt; es kann auch sein, dass man mit dem verlorenen Menschen einen inneren Dialog führt, ihn bei manchen Dingen um Rat fragt oder ihn als jemanden betrachtet, der aufpasst, dass nichts passiert. Es gehört zu einem gelungenen Trauerprozess, dass der Trauernde sich verändert und demgemäß natürlich auch neue Beziehungen eingeht – neue Kompetenzen wurden erworben, eine neue Selbständigkeit wird gelebt.

Das Kind in der vierten Phase

Neue Bindungen sind erst dann möglich, wenn die alten aufgegeben wurden. In dieser fortgeschrittenen Sequenz der Trauerbewältigung sucht das Kind nach neuen Strategien, die es ihm erlauben, sich an die veränderte Situation anzupassen. Dieses Hintersichlassen bedeutet Weiterentwicklung und damit ist es auch wieder möglich, Zukunftsperspektiven zu entwickeln.

Rückfall in starke Trauergefühle

Erlebnisse, die von starken Gefühlen begleitet wurden, tendieren dazu, in ähnlichen Situationen wieder erinnert zu werden und die neue Situation durch die „Brille" der alten Situation zu erleben. Dadurch verhält man sich sehr ähnlich wie bei dem ursprünglichen Erlebnis. Das kann eine betroffene Person als Rückfall in eine Phase erleben, von der sie hoffte, sie wäre bereits überwunden. Überrascht findet man alle schmerzlichen Gefühle wieder und weiß nicht so recht, wie damit umgehen.
Mit Rückfällen ist immer wieder zu rechnen, wobei diese gar nicht eigentliche Rückfälle, sondern vielmehr auch Möglichkeiten sind, Verlusterfahrungen und das Erlebnis des einen großen Verlusts noch einmal aufzuarbeiten.[20]

Das Wissen, dass man schon einmal die schmerzlichen Trauergefühle durchgestanden hat, kann helfen, die wieder aufgebrochenen Trauergefühle besser und wohl auch schneller zu bewältigen. Der Trauernde „weiß", dass er den Verlust schon einmal überlebt hat. Durch das Durchleben eines Trauerprozesses kann der Mensch reifer werden, er hat gelernt, schwierige Gefühle zu bewältigen, er hat neue Möglichkeiten gefunden mit den dunklen Seiten des Lebens umzugehen und kann daraus Kraft, Lebensmut und neue Lebensfreude schöpfen. Trauer kann zu menschlichem Wachstum führen, wenn man sich ihr nicht verschließt.

Hilfestellungen für das Kind

Selbst die Trauer zulassen

Viele Menschen scheuen sich vor der direkten Beschäftigung mit den eigenen Trauergefühlen, auch wollen sie niemanden damit belasten bzw. belästigen, weil sie fürchten, als Trauernde nicht akzeptiert zu werden. Das spüren Kinder. Sie lassen sich nicht mit Worten täuschen, sondern nehmen das auf, was ihre Eltern oder die Erwachsenen ihrer engeren Umgebung empfinden. Wenn Eltern selbst ihre Trauer unterdrücken oder nicht wahrhaben wollen, ist dies nicht nur für ihr eigenes seelisches Gleichgewicht problematisch, sondern auch für die Entwicklung der Kinder. Schlimm ist es für Kinder, wenn ihre Gefühle nicht anerkannt werden, wenn ihre Trauer einfach weggewischt wird, weil man hofft, dass dies das Beste für sie wäre, oder weil man Angst hat, etwas falsch zu machen.

Die Trauer der Kinder wahrnehmen und akzeptieren

Damit Kinder nicht zu sehr unter dieser Belastung leiden, brauchen sie jemanden, der sie in ihrer Not wahrnimmt, der ihre Gefühle anerkennt, der ihnen beisteht und mit ihnen trauert. Auch Kinder brauchen die Möglichkeit zu trauern. Sie können ihr Leid nur überwinden, indem sie leiden dürfen. Traurige und verzweifelte Kinder machen Erwachsene hilflos. Sie wissen meist nicht, wie sie solchen Kindern begegnen sollen. Sie glauben und hoffen wohl auch ein bisschen, dass Kinder schnell vergessen und dass sie leicht abzulenken sind. Kinder wollen jedoch die Wahrheit wissen, sie wollen am Geschehen teilhaben. Jede Tabuisierung und Beschönigung erschwert den Trauerprozess. Mitleid und Schonung sind für das Kind nicht hilfreich: Mitgefühl für ein trauerndes Kind umfasst das Wahrnehmen der Trauer, aber auch der vorhandenen kindlichen Ressourcen, mit dem Tod umzugehen, und hilft bei der Verarbeitung.

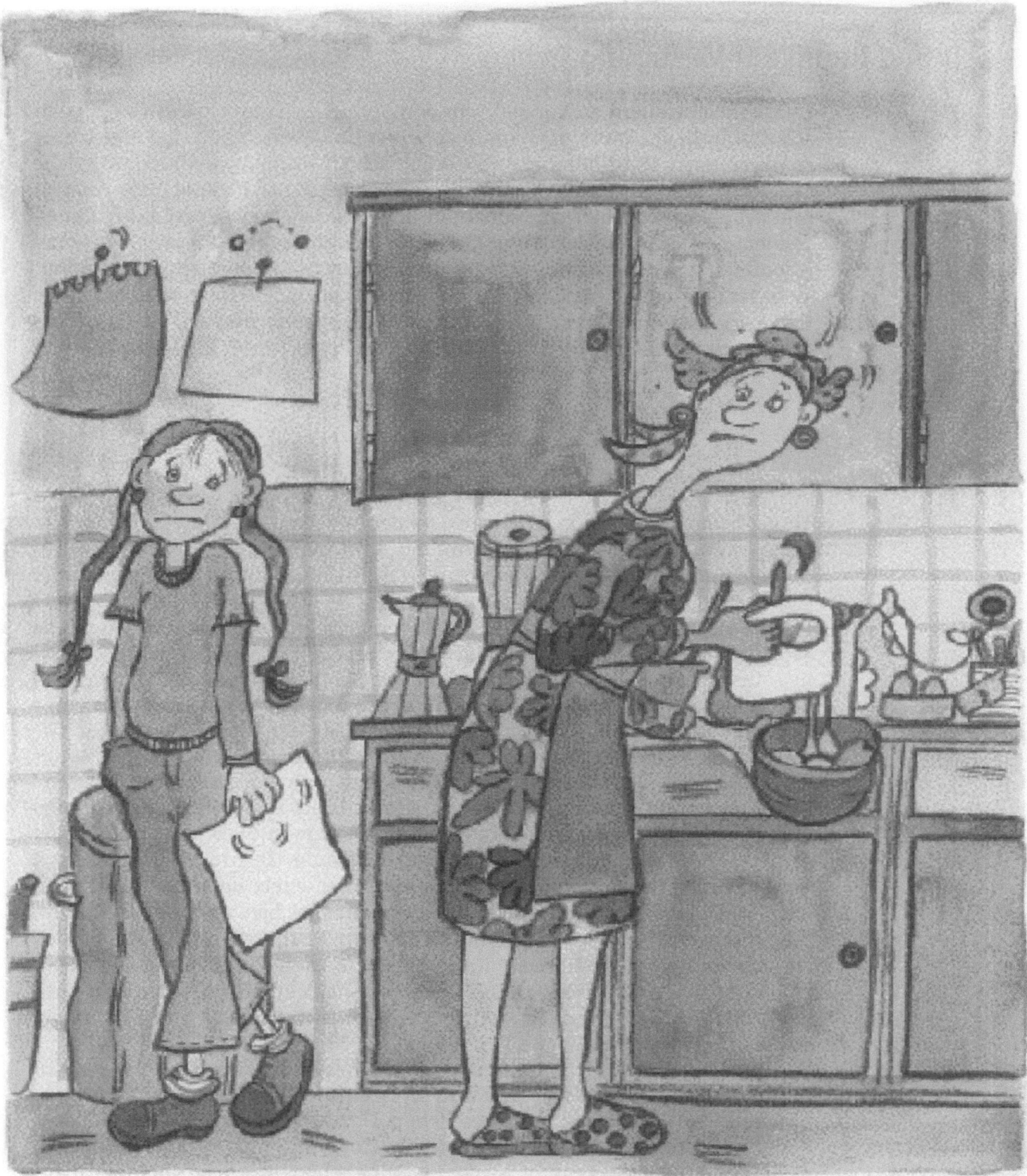

Zeit und Raum zur Verfügung stellen

Um wirklich trauern zu können, um den Verlust aufzuarbeiten, ist die Bereitschaft sowohl des Trauernden als auch seiner Umgebung nötig, Tod und Trauer zu akzeptieren. Es ist nötig, dass die ganze schreckliche Verzweiflung als solche akzeptiert und als der Lebenssituation angemessen betrachtet wird. Zudem müssen die chaotischen Emotionen, insbesondere auch der Zorn, ausgehalten werden. Das geht leichter, wenn klar wird, dass dieses emotionale Chaos dem Abbau der alten Beziehungsmuster und der alten Gewohnheiten und damit dem Aufbau neuer Möglichkeiten gilt. Es ist aber auch sehr wichtig, dass alle Erlebnisse mit dem Toten nicht verschwiegen werden müssen, sondern dass darüber gesprochen werden darf, auch wenn sie zum Teil als sonderbar gelten.[20]

Rituale

Trauer ist nicht nur ein individuelles, sondern auch ein kollektives Phänomen. Trauerrituale und Gedenkfeierlichkeiten sind symbolische soziale Einrichtungen zum Gedenken an Verstorbene, welche die Identität einer Gruppe oder Gesellschaft erneuern bzw. festigen helfen.[14]
Für die Hinterbliebenen und die Trauergemeinschaft sollen diese Rituale die Möglichkeit geben, ihre Gefühle dem Verstorbenen gegenüber in der Öffentlich auszudrücken und dadurch zu lindern. Sie führen allen die Wirklichkeit des Ablebens des Verstorbenen vor Augen und geben Gelegenheit, Abschied von ihm zu nehmen.[7] Und schließlich sollen sie die Trauernden in die Gemeinschaft reintegrieren, also ihnen Anteilnahme und Schutz versichern.[46]
Das Trauerjahr, das früher gesellschaftlich gleichsam vorgeschrieben war und heute an Bedeutung verloren hat, ist sinnvoll, um den Verlust zu begreifen und zu bewältigen. Im Laufe eines Jahres erlebt man alles, was man vorher gemeinsam erlebt hat, nun alleine. Geburtstage, Feiertage, Urlaube und Ferien werden zum ersten Mal als Hinterbliebener erlebt und müssen ertragen werden. Die Hilfe von nahe stehenden Personen ist hier wertvoll. Man kann die Unterstützung ruhig auch nachfragen und erbitten, oft getrauen sich Freunde und Verwandten nicht, ihre Hilfe anzubieten. Ein Geburtstag im Kreis von Familie und Freunden kann so trotzdem noch zu einem guten und positiven Ereignis werden, auch wenn sich Gefühle der Trauer und Einsamkeit dazwischen mischen.
Wir müssen Wege finden, Trauern als etwas Wesentliches zu sehen, nicht einfach als etwas Pathologisches. Zu trauern ist eine Notwendigkeit, nichts Krankhaftes, und es sollte gemeinsam geschehen. Dazu gehört zunächst einmal, dass wir unsere große Angst vor der Trauer überwinden, sie also weniger abwehren, wohl damit auch der Realität wieder ins Auge sehen, um zu erfahren, dass wir sterblich sind, dass unser Leben von vielen Abschieden geprägt ist, dass die

Abschiede wesensmäßig zu uns gehören – und dass sie wehtun. Dazu gehört aber auch die Erkenntnis, dass wir zerbrechlich sind, von unendlich vielen Faktoren in unserem Wohlbefinden abhängig, die wir nicht beeinflussen können; andererseits aber auch, dass wir Trauer durchzustehen vermögen, dass wir Grenzsituationen erleben können und daran wachsen und viele Möglichkeiten haben, mit scheinbar unmöglichen Situationen zurechtzukommen. Wir müssen auch neue Wege finden, miteinander zu trauern.[20]

Erinnerungen

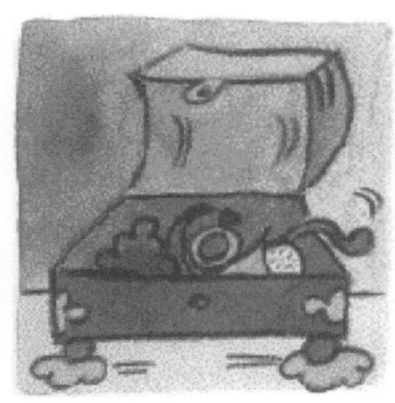

Die Erinnerung an Erlebnisse mit dem Toten ist wichtig, damit die Beziehung zu ihm auch dem Zurückgebliebenen wesentlich bleibt und der Integrationsvorgang in die eigene Psyche gelingen kann.[20] Erinnerungsstücke, Fotos, Filme, ein besonderer Ort, der die Erinnerung symbolisiert, sind wertvolle Hilfen in der Trauerbewältigung. Man kann sie gemeinsam mit dem Kind sorgfältig auswählen, ihnen in der Wohnung oder im Haus gemeinsam einen Platz zuweisen und sie gemeinsam mit dem Kind pflegen. Auch sollte man dem Kind die Möglichkeit geben, sich einen ganz eigenen Erinnerungsgegenstand an den geliebten Verstorbenen aus seinem Besitz auszusuchen und ihn an einem vom Kind selbst gewählten Ort aufzubewahren. Diese Erinnerung kann das Kind betrachten, es in die Hand nehmen. Dadurch gelangt es zur Sicherheit, niemals in Gefahr zu geraten, die geliebte Person zu vergessen. Manche Kinder erleben dabei starke Gefühle, die sie ausdrücken, manche bleiben äußerlich ganz „cool", doch sie sind innerlich bewegt. Für die Zukunft ermöglichen sie dem Kind jedenfalls immer auf eine Erinnerung zuzugreifen, die es wahrscheinlich sein Leben lang begleiten und hohe Bedeutung haben wird.

Alltagsroutine

Um Kindern einen sicheren Rahmen für ihre Trauer zu schaffen, brauchen sie vor allem nahe stehende Menschen, die für sie verfügbar sind, aber auch ganz praktische Informationen, die ihr Leben und ihren Alltag betreffen. So ist es von existentieller Bedeutung, wer nach dem Tod der Mutter oder des Vaters für es sorgen wird oder wer die finanzielle Absicherung übernimmt. Jede Veränderung im Alltag sollte mit dem Kind vorher besprochen werden, damit es sich darauf einstellen kann und die neue Alltagsroutine weiterhin Sicherheit und Geborgenheit bieten kann.

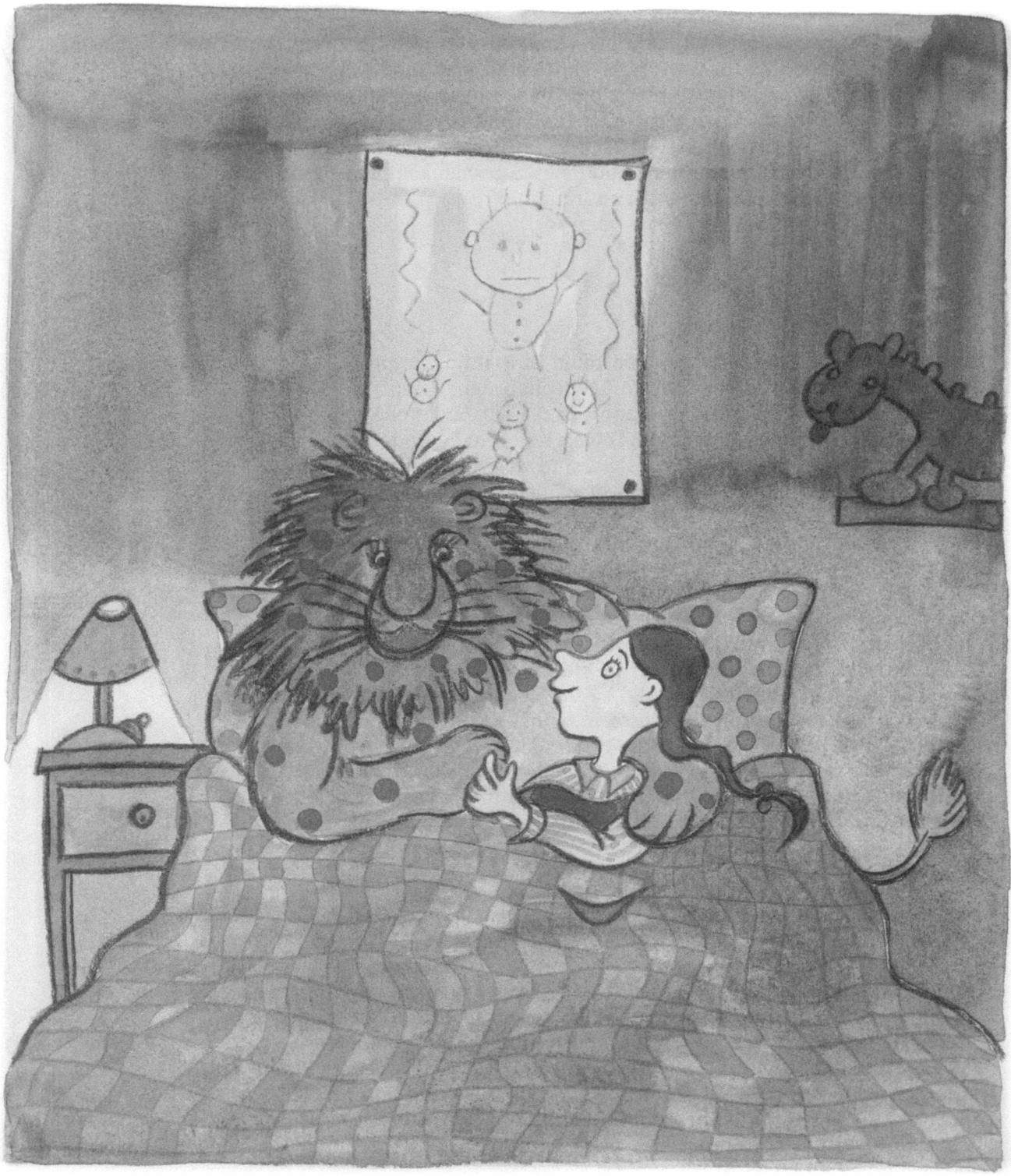

Die Geschichte mit dem Löwen und Pippa

Geschichten sind die ältesten Lern- und Lehrmethoden, um ganzheitliche Denkansätze zu veranschaulichen und in die Lebensgestaltung zu integrieren.[24] Geschichten und Märchen begleiten uns durch die Kindheit, oftmals durch unser gesamtes Leben. Wir bewundern Menschen, die gute Geschichten- oder Märchenerzähler sind, da sie besonders weise scheinen und über die Fähigkeit, die innere und äußere Welt verbinden zu können, verfügen. Geschichten schlagen oftmals Brücken im Verständnis zwischen emotionalen Lebensthemen und realen Sachverhalten.

Durch die Fähigkeit des „magischen Denkens" können sich Kinder sehr intensiv in Phantasiewelten hineinleben, sei es im Spiel, bei Zeichnungen oder in Geschichten. Unsere Bildgeschichte soll als Modellgeschichte dienen und eine positive Verarbeitung des traumatischen Ereignisses anregen. Die Symptome wie Angst, wiederkehrende Erinnerungen, Alpträume und die Unfähigkeit, sich sprachlich auszudrücken, werden angesprochen: Das Bedürfnis nach Sicherheit und Geborgenheit, die Furcht vor einem erneuten Trauma werden ernst genommen. Speziell nach einer Traumatisierung kann es zu einer Verwebung von Gefühlen kommen, die das Kind zunehmend psychisch belasten. Die Verwendung bildhafter Sprache, die das Kind versteht, kann helfen größere Sinnzusammenhänge herzustellen. Insbesondere Märchen sind deshalb therapeutisch, weil ein Kind zu *eigenen* Lösungen kommt, wenn es darüber nachdenkt, welchen Bezug die Geschichte zu den eigenen Problemen und Konflikten zu einem bestimmten Zeitpunkt im eigenen Leben haben kann und wie die Geschichte als Hilfe zur Bewältigung dieser Probleme und Konflikte genutzt werden kann.[3] Für ein Kind sind nur solche Aussagen überzeugend, die es im Rahmen seines Wissens und seiner psychischen Verfassung begreifen kann.

Phantasie und Geschichten

Zu den entwicklungsbedingten Ängsten gehören beispielsweise die „Monster unter dem Bett". Wie Sie vielleicht aus eigener Erfahrung wissen, beruhigt es Kinder wenig, wenn man ihnen erklärt, dass unmöglich Monster unter dem Bett sein können, weil es sie nicht gibt. Für das Kind ist das Monster sowie die Angst vor ihm real, denn es existiert in der Phantasie. Auch Erwachsene können nachvollziehen, wie viel Einfluss Einbildungen haben können – besonders emotional geprägte, die einer „Vernunftprüfung" wohl kaum standhalten würden. Nur wenn sich das Kind selbst überzeugen kann, wenn möglich im schützenden Beisein eines Elternteils, dass sich unter dem Bett schlimmstenfalls Staub verbirgt, wird es sich beruhigen.

Die Phantasie spielt eine ganz wichtige Rolle in unserer Persönlichkeitsentwicklung, da sie uns befähigt, Herausforderungen anzunehmen, zu bestehen und daraus zu lernen. Die Phantasie bzw. Vorstellungskraft hat die Funktion, das auszufüllen, was wir nicht wissen – sei es aufgrund fehlenden Sachwissens oder noch unreifer Denkstrukturen. Je jünger das Kind ist, umso mehr überschneidet sich die Phantasie mit der Wirklichkeit. Bei Erwachsenen ist der Zugang zur Phantasie bisweilen brüchig. Allerdings kommen wir auch nicht so leicht ohne sie aus, da Phantasie für jede kreative Überlegung, jeden Lösungsversuch und Veränderungen notwendig ist. Es konnte auch beobachtet werden, dass (erwachsene) Menschen in Situationen höchster Not kreative Auswege gefunden hatten, indem sie sich innere Begleiter „erfunden" hatten: Feen, Schutzengel, Tiergestalten und anderes, um sich nicht mehr alleine zu fühlen und um Trost zu erhalten.[45]

Ein Kind, das seine Phantasie benutzt um seine Probleme zu lösen, arbeitet an seiner eigenen seelischen Gesundheit.[13] Das Verständnis des Kindes über die Welt wird durch seine zeitweiligen Ausflüge in die Phantasie gestärkt und erweitert. Es wird dadurch kompetenter. Es fällt ihm leichter, beispielsweise Enttäuschungen zu ertragen und Forderungen zu erfüllen, wenn es sich immer wieder einmal in die kindliche Phantasiewelt begeben kann, in der die größten Wünsche erfüllt werden. Die meisten Kinder sind sich sehr wohl der Grenze zwischen Phantasie und Wirklichkeit bewusst. Die Phantasie wird als „Spielplatz für die Wirklichkeit" gesehen. Tummeln sich dort Phantasietiere oder Phantasiegestalten, so ist dies sicherlich kein Anzeichen für Unsicherheit, Rückzug oder psychischer Störung. Im Gegenteil: Es zeigt eine gesunde Fähigkeit, mit alltags- oder entwicklungsbedingten Aufgaben umgehen zu können. So spielen Kinder mit viel Liebe und Ausdauer Szenen aus dem Alltag nach: Mutter-Vater-Kind, Schule usw. Die Möglichkeit, in der eigenen Phantasie in die Rolle einer „Autoritätsperson" schlüpfen zu können, sie zu kontrollieren, bedeutet, dass sie auch intellektuell erfasst werden kann und dem Kind dadurch vertrauter wird. Vielleicht wurden Sie selbst schon einmal in ein Rollenspiel mit einem Kind einbezogen und bevor Sie selbst etwas sagen konnten, wurde Ihnen befohlen: „Sag jetzt das" oder „Du musst das so machen." Das Kind lernt besonders durch Rollenspiele seine Umwelt zu kontrollieren und begreift so, dass es Einfluss nehmen kann auf Dinge und Personen. So reifen Kinder zu autonomen und selbständigen Menschen heran.

Bezugnehmend auf unsere Geschichte bedeutet das, dass unser Löwe Eintritt in die kindliche Phantasie erhält. Seine Rolle ist die eines Begleiters und Freundes. Für das Kind bedeutet der Phantasiegefährte eine Stärkung der Autonomie, indem das Kind den Löwen kontrolliert: Er ist da, wenn es ihn braucht; er spielt genau die Rolle, die das Kind ihm zuweist. Wut ist beispielsweise ein sehr starkes, nach außen gerichtetes Gefühl – Wut verlangt danach, ausgedrückt zu werden. Stellen wir uns jetzt einen großen Löwen vor, der unsere Wut nicht nur aushält, sondern dem man auf den Bauch trommeln kann, ohne dass er zurückzuckt, also auf Distanz geht, uns zurechtweist oder belehrt. Das Kind hat im Löwen ein Objekt, an dem es die Wut auslassen kann, dieses Objekt ist verlässlich zur Stelle und reagiert auf diesen Wutausbruch verständnisvoll. Vielleicht gelingt es dem Kind in dem beschriebenen Umgang mit der Wut sogar, den Löwen sagen zu lassen: „Ist ja gut. Ich verstehe es, aber jetzt ist es genug." Das Kind lernt also sich selber Grenzen zu setzen, die Wut zu verarbeiten und hat die Chance, diese Wut für sich selbst unter Kontrolle zu bringen. Das Kind muss weder die Wut gegen andere (z. B. raufen mit Schulfreunden oder beschimpfen von nahe stehenden Menschen) oder gegen sich selbst richten (z. B. mit dem Kopf gegen die Wand schlagen).

Der Löwe Leo-Rix

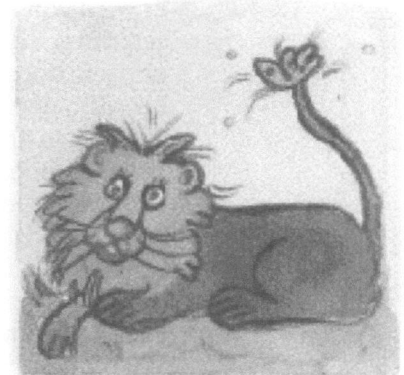

Wir haben in unserer Bildergeschichte den Löwen als imaginären Freund gewählt. Seit der Antike ist der Löwe ein Symbol für Macht, Mut, Souveränität und Gerechtigkeit.[27] Der „König der Tiere" greift an und tötet nur um seine Jungen zu verteidigen oder aus Hunger. Die Löwin gilt als stark, da sie ihren Kindern Schutz bietet und fähig ist, die eigene Rolle innerhalb der Familie zu vertreten. In der Gefangenschaft ist der Löwe ein Tier, das sich anpasst und man kann ihn sogar zähmen. Adjektive, die von Kindern gewählt werden, um Löwen zu beschreiben, sind: stark, gefährlich, aggressiv, majestätisch, ruhig, friedlich, lächelnd. Unser Löwe besitzt viele Charakteristika von Stärke: Er ist groß, stark, freundlich und kann Pippa verteidigen und beschützen. Außerdem hat er eine Fülle guter Tipps für sie, wenn sie sich fürchtet oder nicht weiter weiß, und er eignet sich gut zum Kuscheln. Eine Möglichkeit, Machtlosigkeit in der Phantasie zu kompensieren, ist ein besonderer Schutz – beispielsweise einen schützenden Freund, ein „Heiltier", also Leo-Rix, zur Seite zu haben. Phantasiegebilde sind zwar *unreal,* aber die Zuversicht, die sie uns einflössen, ist *real,* und diese Zuversicht brauchen wir, um nicht zu verzweifeln.[3] Diese oben beschriebenen Stärken von Leo-Rix helfen dem Kind das Gefühl der erlebten Hilflosigkeit unter Kontrolle zu bekommen, weil das Kind eine innere Figur entwickeln kann, die die eigene traumabedingte Schwäche nach und nach ausgleicht. Die Beschäftigung mit Leo-Rix dient somit als Werkzeug.

Einladung zur Identifikation

Die Wahl eines Mädchens steht im Zusammenhang mit der Erkenntnis, dass Mädchen mehr Schwierigkeiten im Umgang mit traumatisierenden Erlebnissen zeigen. Es ist jedoch anzunehmen, dass auch Buben sich mit der Hauptfigur

„Pippa" identifizieren können, da in die Geschichte keine geschlechtsspezifischen Merkmale eingearbeitet wurden.

Die Geschichte enthält die Einladung, sich mit der Figur des Löwen Leo-Rix zu befreunden und Onkel Arthur, einen weisen Nachbarn und Helfer, kennen zu lernen. Dadurch soll dem Kind vermittelt werden, dass es nicht alleine mit seinen Gefühlen dasteht und es Wege gibt, sich mit etwas so Schrecklichem auseinander zu setzen und das traumatische Ereignis als Teil des eigenen Lebens zu akzeptieren. Dies ist Ziel und Voraussetzung für eine weitere normale Entwicklung.

Die Sprechblase

Es wird von einem Mädchen (Pippa) erzählt, das traumatisiert wurde und dessen unterschiedliche Emotionen sowohl sprachlich beschrieben wie auch bildnerisch dargestellt werden. Das Mädchen Pippa durchlebt gemeinsam mit Leo-Rix, dem Löwen, Onkel Arthur, dem Nachbarn, und seiner Mutter die Zeit nach dem traumatischen Ereignis und entwickelt mit ihren Bezugspersonen Lösungsmöglichkeiten, um Situationen, Ereignisse und Alltag besser zu bewältigen. Dabei bleibt in der Bildgeschichte das Trauma unbenannt. Eine leere Sprechblase dient zur jeweiligen Benennung des Traumas, welches das lesende Kind erlebt hat. Sie können mit Ihrem Kind diese Sprechblase füllen, in dem Sie z. B. das Kind bitten, das einzufügen, das ihr oder ihm passiert ist. Dies kann man entweder zeichnen oder in die Sprechblase hineinschreiben. Wichtig ist dabei, dass das Kind seine eigene Ausdrucksmöglichkeit und Beschreibung für das traumatische Ereignis wählen kann. Dadurch kann das Trauma immer in genau jenem Ausmaß und genau jener Qualität beschrieben werden, die für das Kind in den unterschiedlichen Phasen der Traumabewältigung passend ist. Auch wird durch diese Art der Benennung des traumatischen Ereignisses bei wiederholtem Durchgehen der Bildgeschichte deutlich, welche Schritte das Kind bereits in der Bewältigung des Ereignisses leisten konnte. Je konkreter und leichter das traumatische Ereignis benannt werden kann, desto besser geht es dem Kind. Am Anfang des Arbeitens mit der Bildgeschichte kann es sein, dass das Kind nur Teile oder unzusammenhängende Ausschnitte des Ereignisses wiedergeben kann oder dabei ins Stammeln oder Stocken gerät oder nicht weiterarbeiten will. Diese Verhaltensweisen sind als Zeichen zu nehmen, dass das Kind noch Zeit und Halt benötigt, um sich mit den Angst- und Bedrohungsgefühlen und der Trauer sowie der Wut, die vom Trauma ausgelöst wurden, zu beschäftigen. Das Kind bestimmt also die Dosis des sich Beschäftigens mit dem traumatischen Ereignis selbst.

Hier kannst du dein
eigenes Erlebnis
zeichnen oder
aufschreiben:

Zum Umgang mit dem Bilderbuch

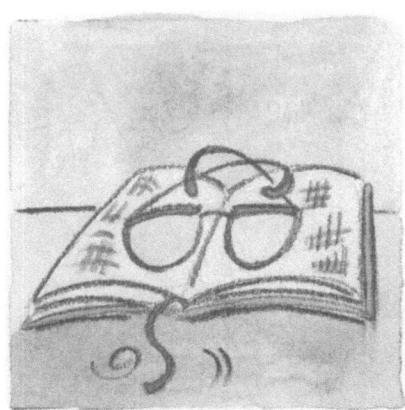

Das Bilderbuch[32] sollte zusammen mit einem Elternteil, einer vertrauten Person oder im Beisein eines Psychologen/Therapeuten angeschaut und gelesen werden. Wichtig ist eine ungestörte Situation, um sich dem Buch widmen zu können. Dem Kind sollte die Möglichkeit gegeben werden, Fragen zu stellen und diese sollten, auch **gleich** beantwortet werden.

Ein Kind, das eine Geschichte vorgelesen bekommt, entwickelt eigene Phantasien dazu. Wie oft lesen wir ein Buch, kreieren eigene genaue Bilder von Orten und Personen und sind enttäuscht, wenn wir eine Verfilmung des Stoffes sehen, die naturgemäß sehr von unseren eigenen Phantasien dazu abweicht. Diese Vorstellungen sind wichtig, besonders wichtig für Kinder, die sich die Geschichte auch „zu eigen" machen sollen. Vermutlich wird jedes einzelne Kind dem Löwen unterschiedliche Eigenschaften zuweisen. Es ist nicht vorhersehbar, welche das sein können. Prinzipiell gilt: Eigenschaften, die das Kind seinem Phantasiegefährten zuweist, sind bedeutungsvoll und sollten keinesfalls durch Erwachsene „korrigiert" werden.

Möglicherweise hat das Kind nicht alle der angesprochen Schwierigkeiten oder es zeigen sich Gefühle, die nicht in der Geschichte vorkommen. Vielleicht können Sie diese Unterschiede zusammen mit dem Kind aufgreifen und der Geschichte hinzufügen.

Es ist möglich, dass sich das Kind lange mit dem Buch beschäftigt und es dann plötzlich weglegt – ein Zeichen dafür, dass das traumatische Ereignis an Bedeutung verloren hat und somit ein Bewältigungsschritt gelungen ist. Die Sicherheit gewährende Phantasie des Löwen-Freundes kann aufgegeben werden und das Kind ist bereit für neue Themen.

Therapie psychisch traumatisierter Kinder

Woran erkenne ich, wann mein Kind professionelle Unterstützung braucht?

Kinder reagieren aufgrund ihres Alters und damit verbundener Lebenserfahrung sehr unterschiedlich auf Traumatisierungen. Bleibt aber das Trauma unverarbeitet und unbewältigt, zeigen Kinder egal welchen Alters vielfältige Auffälligkeiten im Verhalten und Störungen der Gefühle, die sich auf die Entwicklung der Gesamtpersönlichkeit auswirken können, wie viele Studien eindrücklich aufzeigen konnten.

Prinzipiell gilt, dass ein Kind professionelle Unterstützung braucht:
- wenn Ihr Kind für Sie besorgniserregende oder nicht nachvollziehbare Verhaltensweisen oder Reaktionen zeigt, über die Sie sich Sorgen machen;
- wenn Sie den Eindruck haben, dass sich das Kind zunehmend zurückzieht, ohne Anlass wütend wird oder seine Gewohnheiten wie Schlaf, Essen und Spielen ändert;
- wenn es Hinweise auf regressives/kleinkindhaftes (beispielsweise bleibt das Kind nicht mehr alleine in einem Raum, sondern folgt der Bezugsperson überall hin nach; es traut sich etwas nicht mehr, das es schon konnte) oder unangepasstes soziales Verhalten (beispielsweise nimmt es anderen Kindern ohne zu fragen etwas weg oder greift andere Kinder körperlich an, bedankt sich nicht mehr, bittet nicht mehr um etwas) von LehrerInnen, KindergärtnerInnen und anderen Betreuungspersonen, die das Kind gut kennen, gibt.

In den ersten Wochen nach einem traumatischen Ereignis sind die beschriebenen Reaktionen normal, weil das Kind auf eine „unnormale" Situation reagiert, für die es keine Erklärungs- und Bewältigungsmöglichkeiten kennt. Dauern diese Reaktionen aber länger als vier Wochen oder zeigen sie sich nach einiger Zeit, in der das Kind unauffällig, d. h. wieder wie früher war, dann ist professionelle Hilfe notwendig.

Die elterliche Unterstützung ist für jedes Kind wichtig, sie zeigt dem Kind, dass die Eltern oder der Elternteil ihm helfen wollen.

Die Aufgaben von Eltern eines traumatisierten Kindes sind:
- sich über das Erscheinungsbild der Posttraumatischen Belastungsstörung zu informieren,
- dem Kind gegenüber die Normalität der Symptome auf das traumatische Ereignis hervorheben und

- dem Kind vermitteln, dass es nicht verrückt ist;[37]
- das Kind in die eigenen Ängste, Sorgen, Überlegungen, den Möglichkeiten mit dem Ereignis umzugehen, einzubeziehen. Das heißt es über die von Ihnen ins Auge gefassten Möglichkeiten kindgerecht zu informieren und mit ihm darüber zu sprechen;
- sich mit den eigenen Sorgen zu beschäftigen;
- sich selber Rat zu holen, wenn Sie nicht mehr weiterwissen.

Und falls professionelle Unterstützung notwendig ist, diese zu initiieren. Im Anhang befindet sich ein Verzeichnis von Instituten, die Hilfe anbieten.

Das Wann und Was therapeutischer Unterstützung

Oftmals wurde bereits Vorarbeit von qualifizierten Helfern geleistet, die unbedingt in die Überlegung und Planung einer psychologischen oder therapeutischen Behandlung miteinzubeziehen ist. Es ist wichtig zu wissen, dass vom zeitlichen Ablauf her zwischen drei Interventionsformen unterschieden wird:
- Akutintervention,
- unmittelbar folgende Krisenintervention nach dem Trauma und
- einer mittel- bis längerfristigen therapeutischen Begleitung.[55]

Unter **Akutintervention** ist vor allem erste Hilfe vor Ort zu verstehen. Diese wird meist von Rettung, Feuerwehr oder Polizei geholt, nachdem diese medizinische und technische Hilfe geleistet sowie für Sicherheit gesorgt haben. In den Notfallsteams gibt es oft Männer oder Frauen, die auch Einzelgespräche vor Ort mit Betroffenen führen. „Was Kraft und Mut geben kann, steht im Vordergrund".[55] Sie stellen – falls es notwendig ist – den Kontakt zur Krisenintervention her. Ein Kriseninterventionsteam (KIT)* kommt dann ins Haus.

Unter **Krisenintervention** versteht man das unmittelbare Einsetzen therapeutischen Handelns, um psychische Folgeschäden zu verhindern (beispielsweise Kinder, die den Tod eines Elternteil erlebten, nicht alleine lassen, sondern ihnen bis zum Eintreffen einer nahe stehenden Person beizustehen), und eine möglichst schnelle Wiedervereinigung der Familie nach dem Ereignis. Wesentlich bei Kriseninterventionen ist ein möglichst rascher Beginn, ein verständnisvolles Eingehen auf die aktuelle Situation und das Ereignis sowie die Einbeziehung der Umwelt. Frühe Interventionen sind deshalb vorteilhaft, da die traumatische Reaktion sichtbar und klar dem traumatischen Ereignis zuordenbar ist und die

---

* Fast alle größeren Städte verfügen über solche Teams, manchmal sind dies auch Seelsorger.

Hilfe umso effektiver und schneller ansetzen kann.¹⁶ Das Ziel ist die Ermöglichung der Hilfe zur Selbsthilfe, z. B. sagen können, was man benötigt, welche Angehörigen noch zu verständigen sind bis hin zu Besprechungen mit Lehrern und Personen, die direkten Kontakt mit dem Kind haben.

Bei **Schulkindern** stellt die Zusammenarbeit zwischen Eltern und LehrerInnen eine wesentliche Hilfe für ein betroffenes Kind dar, da ein gemeinsames Vorgehen Missverständnisse vermeidet und Fragen beiderseits schnell und offen geklärt werden können. Alle Fakten, die mit dem Ereignis zu tun haben, sowie die Aufdeckung möglicher falscher Auffassungen (was ist wie passiert, wer war anwesend, wer hat was gesagt etc.) sollten besprochen werden. Es ist also sinnvoll, die LehrerInnen des Kindes zu informieren und sie bei der Bewältigung um Unterstützung zu bitten, beispielsweise die Schulkollegen des Kindes zu informieren und mit diesen zu besprechen, wie sie mit dem Kind am hilfreichsten umgehen können. LehrerInnen können dazu das Handbuch für Helfer heranziehen.

Weiters soll das Kind ermutigt werden seine Gefühle zu zeigen, vor allem wenn es das Trauma verneint und so tut, als wäre nichts geschehen. Kinder empfinden es sehr trostreich, wenn sie feststellen, dass sie nicht alleine mit ihren Gefühlen sind.⁵⁴ Auch ist es hilfreich, wenn das Kind sich zwischendurch kindgerecht verhalten kann, z. B. mit seinem Lieblingsspielzeug zu spielen oder sich ein Video anzuschauen.

Die Kriseninterventionsteams können bei Bedarf helfen, eine längerfristige therapeutische Begleitung für das Kind zu finden.

Die **mittel- bis längerfristige therapeutische Begleitung** wird eingesetzt, wenn ein Kind die typischen Symptome einer PTBS entwickelt und Hilfe benötigt, die damit verbundenen Probleme und Symptome zu mildern. Der Weg in eine Therapie führt meist über eine klinisch-psychologische *Diagnostik,* deren Aufgabe es ist, mittels Gesprächen mit den Eltern, dem Kind und unter der Zuhilfenahme verschiedener Tests Informationen über psychologische (psychische) Zustände und Probleme/Eigenschaften zu gewinnen. Abschluss des diagnostischen Prozesses ist die Empfehlung einer geeigneten Behandlung. Dies wird im Rahmen einer *Beratung,* die zuerst die Ergebnisse der klinisch-psychologischen Untersuchung erläutert und danach auf Vorschläge betreffend möglicher Hilfestellungen eingeht, besprochen. Meist wird die Beratung mit den Eltern durchgeführt, wobei Kinder in altersgerechter Weise miteinbezogen werden können. Keinesfalls sollte ein Kind den Eindruck gewinnen, dass über seinen Kopf hinweg entschieden wird. Das Kind sollte auch auf den ersten Kontakt mit einem Psychologen oder einem Therapeuten vorbereitet werden, indem man ihm sagt, zu wem man geht (Namen nennen) und warum man dort hingeht (z. B. um Hilfe bei quälenden Alpträumen oder plötzlichen Wutanfällen zu finden).

Psychologe – Psychiater – Psychotherapeut: Wer macht was?

Diese Berufsgruppen unterscheiden sich hinsichtlich ihrer theoretischen Ausbildung und den daraus resultierenden Behandlungskonzepten.

Österreich

Psychologen haben ein Universitätsstudium für Psychologie absolviert (*Klinische Psychologen* darüber hinaus auch eine klinisch-psychologische Fachausbildung), ein *Psychiater* ein Universitätsstudium der Medizin mit Fachausbildung zum Psychiater, ein *Psychotherapeut* eine staatlich anerkannte Ausbildung in Psychotherapie. Oft haben Personen dieser Berufsgruppen mehrere Qualifikationen, d. h. ein Psychologe hat oft auch eine Psychotherapie-Ausbildung absolviert, ein Psychiater kann ein „PSY"-Diplom für psychotherapeutische Medizin erwerben.

Deutschland

Es wird zwischen dem *ärztlichen Psychotherapeuten* (Universitätsstudium der Medizin), *psychologischen Psychotherapeuten* (Universitätsstudium der Psychologie) sowie anderen Psychotherapeuten, wie z. B. Heilpraktiker, Pädagogen, Sozialarbeiter sowie Psychologen, die eine andere psychotherapeutische Ausbildung als die zum psychologischen Psychotherapeuten absolviert haben, unterschieden.

Gibt es spezielle Therapiemethoden für traumatisierte Kinder?

Traumatisierungen zählen zu den Störungen, die man erfolgreich behandeln kann, vorausgesetzt es werden folgende Überlegungen in die Planung miteinbezogen:

Eine mittel- oder längerfristige therapeutische Behandlung einer posttraumatischen Belastungsstörung erfordert aufgrund der Vielschichtigkeit der Symptome auf biologischer, psychischer und sozialer Ebene sowie Besonderheiten wie Art des Traumas, Schwere der Symptome, Alter des Kindes und seiner

Familie und seiner Umgebung eine vielschichtige Behandlung.[12] Meist kommt im Rahmen eines „Gesamtbehandlungsplans" mehr als eine Therapieform zum Einsatz.

Grundsätzlich sind **folgende Behandlungen gemeinsam oder auch einzeln** vorstellbar: psychologische und/oder therapeutische Interventionen, Spiel-/Kunsttherapie, Beobachtungen in ambulanten und stationären medizinischen Settings, psychopädagogische und soziale Unterstützung. Einige Therapierichtungen haben Verfahren speziell für traumatisierte Menschen entwickelt, die Teil eines Behandlungsplans sein können. Dazu zählen die kognitiv-behaviorale Therapie, psychodynamische Therapie und EMDR (eine spezielle Therapie, bei der nicht gesprochen wird, sondern das Kind mit seinen Augen einer Bewegung folgt, während es an das Ereignis denkt; EMDR heißt Eye Movement Desensitization and Reprocessing). Weiters sollte eine Einbeziehung begleitender Möglichkeiten überlegt werden wie beispielsweise stabilisierende Körpertherapie oder künstlerische Therapie. Ziel ist es, gemeinsam mit dem klinischen Psychologen, Psychotherapeuten oder Psychiater einen Behandlungsplan zu erstellen, der ganz genau klärt: wann/wer/wo/was.

Ein Behandlungsplan für das Mädchen Sophie, dass einen sehr schlimmen Unfall erlebt hat, könnte beispielsweise umfassen:
- jeden Dienstag um 14 Uhr: Sophie geht zur Spieltherapie bei Frau Dr. X
- nach vier Wochen Spieltherapie beginnt Sophie mit:
 jeden zweiten Donnerstag: 15 Uhr EMDR bei Frau G
- einmal/Monat Familiengespräch (gesamte Familie oder nur Elternpaar) bei Dr. X
- einmal/Monat Telefonat mit der Lehrerin (Mutter)
- einmal/Monat Untersuchung Sophies beim Kinderarzt

Üblich bei Therapien für psychisch traumatisierte Kinder, Jugendliche und Erwachsene ist ein Vorgehen in unterschiedlichen Phasen. Ziel der therapeutischen Behandlung ist die nachhaltige Symptomreduktion. Obwohl sich die einzelnen Therapierichtungen sehr von einander unterscheiden, so ist die grundlegende Struktur ähnlich:

Struktur der Therapie nach Greenberg (2000):	Phasen der Spieltherapie nach Jaede (1996)	Phasen der therapeutischen Begleitung nach Sonneck (2000):
1. Wiedererleben des Traumas in einem sicheren und kontrollierten Setting = z. B. Praxis oder Ambulanz, in der es immer gleich ausschaut, wo das Kind immer zu gleichen Therapeuten zur gleichen Zeit kommt	1. Vertrauensaufbau, Ich-Stärkung, Ortsidentität, Spielfähigkeit = das Kind lernt wieder sich spielerisch zu entfalten und auszudrücken	1. Stützung und Sicherheit
2. Aufarbeitung der emotionalen Reaktionen, Restrukturierung kognitiver Bewertungen = dem Ereignis eine neue Bewertung geben, die weniger Angst macht	2. Inkongruenzerfahrungen und Konfliktbearbeitung	2. Erinnern, Traumaexposition = sich mit dem Trauma so lange beschäftigen, bis es nicht mehr soviel Angst macht – und Trauer
3. Vergrößern des kindlichen Gefühls von Selbsteffektivität = ich kann es durchstehen, ich werde es schaffen	3. Realitätsbewältigung und Ablösung	3. Neuorientierung und Wiederanknüpfung an das bisherige Leben

Phase 1: Stabilisierung

Voraussetzung für eine Therapie ist eine ausreichende Stabilisierung – sowohl körperlich, sozial und psychisch – und keine weitere Traumaeinwirkung. „Ausreichende Stabilisierung" bedeutet für Kinder, dass sie körperlich „gesund/fit" sind (keine Schmerzen haben), sich in ihrem sozialen Umfeld wohl und geborgen fühlen und dass sie sich von der Betreuungsperson trennen können, um eine therapeutische Beziehung annehmen zu können. Eine Trennung von einer Bindungs- oder Betreuungsperson setzt allerdings voraus, dass sich ein Kind ausreichend sicher fühlt. Sicherheit kann verstärkt werden durch Fairness, Vorhersagbarkeit und dem Gefühl, Kontrolle zu haben.[16] Kann sich ein Kind gar nicht trennen, kann man ein durch ein Familienmitglied erweitertes Therapiesetting (z. B. Mutter im Therapieraum mit dem Ziel der behutsamen allmählichen Loslösung) oder eine Familientherapie überlegen. Schutz vor weiterer Traumaeinwirkung kann bedeuten, dass beispielsweise im Falle einer Verwicklung in einen Verkehrsunfall das Kind zusammen mit einem Erwachsenen den Schulweg zurücklegt.

Phase 2: Traumabearbeitung

Die Phase der Traumabearbeitung stellt eine Herausforderung an die Kinder dar. Wesentlich für die Bewältigung ist die innere Vorstellung, in der das Kind ausprobieren und eine Auflösung finden kann. Diese Vorstellungen lassen sich in fünf Kategorien einordnen:[43]

1. Phantasien zur Variation der traumatisierenden Ereignisse
2. Ideen und Handlungspläne zur Unterbrechung der traumatisierenden Ereignisse
3. Handlungspläne über alternative Ausgänge statt Tötung oder Verletzung
4. Rachephantasien ohne Selbstgefährdung
5. Handlungspläne zur Vermeidung zukünftiger Traumatisierung

Kinder sollen in ihren Bewältigungsmöglichkeiten unterstützt und gestärkt werden, um den Folgen der Traumatisierung nicht schutzlos ausgesetzt zu sein. Sie sollen befähigt werden mit der veränderten Lebenssituation umzugehen. Durch die Traumaverarbeitung lernen sie genau dies, da sie sich mit dem Ereignis in vielen Gedanken und Gefühlen damit beschäftigen können.

Phase 3: Neuorientierung

Das Trauma wurde bewusst in das Leben und die Welt des Kindes einbezogen. Das Kind sollte gelernt haben, dass es fähig ist, schwierige Situationen zu bewältigen, und gestärkt daraus hervorgehen. Wichtig ist vor allem, dass das Kind wieder Spaß haben kann und darf und neue Wünsche und Ziele für sich findet, die sinnvoll und wertvoll sind.

Kinderpsychotherapie

Viele therapeutische Schulen haben Verfahren speziell für Kinder entwickelt.[36] Die Aufgabe von Kindertherapeuten ist es, Kinder bei der Verarbeitung traumatischer Erinnerungen zu unterstützen. Dies gelingt einerseits durch das Angebot einer neuen sicheren und tragfähigen Beziehung für das Kind sowie andererseits durch das Wissen um entwicklungspsychologische Aspekte und gestalterische und sprachliche therapeutische Techniken. Da Sprache und Begrifflichkeit für innerpsychische Vorgänge bei Kindern erst in der Entwicklung begriffen ist, kommt es oft zum Einsatz von symbolischen Mitteln. Ein Symbol ist etwas, das für etwas anderes steht. Der mentale Vorgang, den wir Symbolisieren nennen, vollzieht sich, wenn ein Kind eine Sache durch eine andere darstellt, zum Beispiel wenn es beim Spielen eine Schachtel zu einem Puppenbett erklärt. Es be-

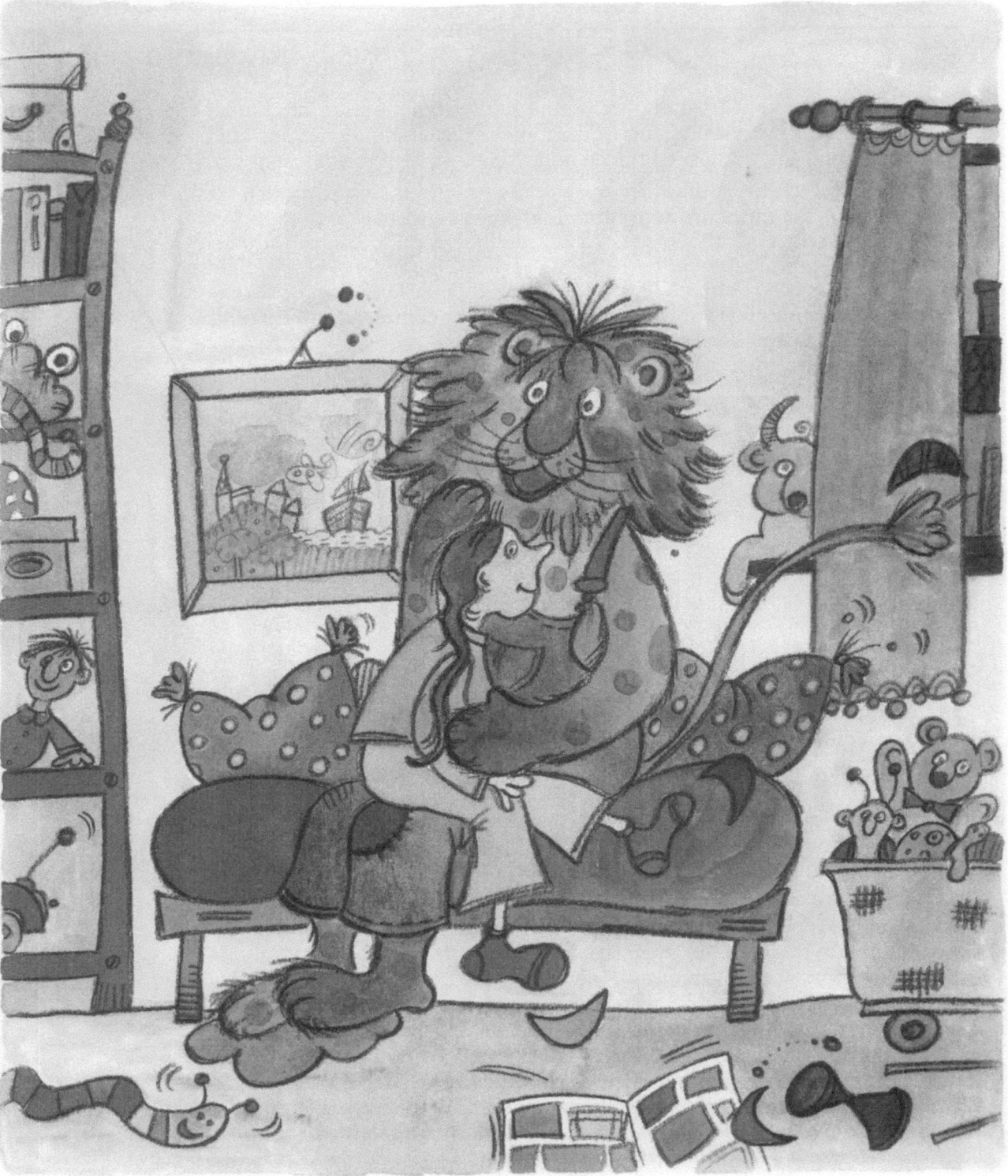

schließt, dass das eine für das andere stehen soll. Es macht aus etwas, das ansonsten eine andere oder auch gar keine Bedeutung hat, ein Symbol.[19] Die Symbolisierungsfähigkeit erlaubt dem Kind, was ihm die Sprache verweigert: altersgerecht unaussprechliche, abgespaltene und unbewusste Inhalte einzufügen.[49] Bis es jedoch zu einer Integration des traumatischen Ereignisses kommt, werden von einem Kindertherapeuten die spielerisch-symbolisch ausgedrückten Gefühle wie Wut, Schmerz, Traurigkeit und Scham aufgegriffen und dem Kind geholfen, sich selbst mit all diesen Gefühlen wahrzunehmen, sich zu verstehen und sich damit anzunehmen.[60] Wichtig ist vor allem das Überlegen von Loslösungsideen im geschützten Rahmen der Therapie, z. B. Annehmen negativer Gefühle, also dass es o. k. ist, wenn man so wütend oder traurig ist. Das Kind soll zu seinen Stärken hingelenkt werden, die es auch spüren soll, aber auch konkrete Handlungsmöglichkeiten können überlegt und bearbeitet werden.

Bei Kindern ist es notwendig, ihnen geeignete Rahmenbedingungen und Materialien zur Verfügung zu stellen, die sie auffordern ihre Kreativität und Phantasie zur Bearbeitung eines inneren Problems einzusetzen, um ihre persönliche Weiterentwicklung zu ermöglichen. Eine besondere Art der Kinderpsychotherapie stellt die **Spieltherapie** dar, deren Medium nicht das Gespräch, sondern das Spiel ist.

Kinder, überall auf der Welt, drücken sich im Spiel aus: Um Erlebtes zu verarbeiten, wird es in Szene gesetzt und so lange durchgespielt, bis es für das Kind in einen ihm verständlichen Sinnzusammenhang gebracht werden kann. Diese Darstellung geschieht entweder mit Spielfiguren, im Rollenspiel mit anderen Kindern oder durch Malen und Zeichnen. Kinderpsychotherapeuten nutzen schon seit langem die Fähigkeiten der Kinder, ihr inneres Erleben mittels dieser analogen Kommunikation „sichtbar" werden zu lassen.[60]

Das Spiel ist ein Medium für die natürliche Selbstdarstellung, wodurch es dem Kind Gelegenheit bietet, angesammelte Gefühle wie Spannungen, Frustration, Unsicherheit, Angst, Aggression und Verwirrung „auszuspielen".[2] Wichtig ist folgender Gedanke: Nicht Vorstellung und Phantasie sind die Ursachen für Spieltätigkeit, sondern umgekehrt. Das Spiel schafft die Rahmenbedingung für die Entwicklung der Vorstellung und Phantasietätigkeit.[30] Kinder drücken im Spiel ihre Gefühle aus, bringen auch zugleich ihr Weltwissen mit ein, indem sie Realität nachspielen oder umgestalten. Die Auseinandersetzung mit den Thematiken Macht und Kontrolle, Sicherheit und Bindung, bei mehr oder weniger realen Umständen ist dabei äußerst häufig anzutreffen. Grenzen werden ausgelotet und verschoben, negative Energien losgelassen und freigegeben oder es kommt zu einer gefühlsmäßigen Abgrenzung von einer Person oder Situation.

Spiel ist eine wichtige Form der Realitätsbewältigung sowohl bei alltäglichen Erlebnissen wie auch bei traumatischen Ereignissen. Es werden drei Formen der Realitätsbewältigung im Spiel beschrieben,[30] die ineinander übergehen können und auch in ein und demselben Spiel vorkommen können:

1. Nachspielen bzw. Nachgestalten der Realität (weil Erfahrungen nicht gleich verarbeitet werden können und/oder Strukturen fehlen, in die das Kind diese Erfahrungen eingliedern könnte);
2. Transformation der Realität (die Realität wird verändert, bestimmte Tatsachen verzerrt oder ins Gegenteil verkehrt);
3. radikaler Realitätswechsel (das Kind begibt sich in eine andere Welt; z. B. das Mädchen wird eine Prinzessin, der Bub ein Superheld).

Die Etappen der Realitätsbewältigung im Spiel zeigen einen typischen Verlauf: Nichtbearbeitung, Bemühen um Bewältigung, Darstellung der erreichten Bewältigung, Verschwinden der Thematik. Die Spielverläufe können als individuell unverwechselbare Spielgeschichten gesehen werden.

Die Tatsache, dass traumatische Erlebnisse immer wieder nachgespielt werden, bietet die Möglichkeit, als Alternative auch ein glückliches Ende darzustellen, das reduziert Ängste zeitweilig. Oft ist das Spiel unbewusst mit dem traumatischen Ereignis verbunden, es besteht kein direkter Zusammenhang zum Ereignis. Der Therapeut stellt den Zusammenhang für das Kind her und so können die dargestellten Gefühle direkt in Zusammenhang mit dem Ereignis gebracht und angesprochen werden. Oft dargestellte Themen sind Terror, Wut, Traurigkeit oder Hilflosigkeit – das Sprechen darüber verhilft zu dem Gefühl einer inneren Kontrolle.[54] Auch können durch das dynamische Spielgeschehen die mit der jeweiligen Situation einhergehenden Gefühle wieder erlebt und so einer Bearbeitung zugänglich gemacht werden: Konflikte und traumatische Ereignisse werden auf der Spielebene dargestellt, wiederholt und verändert, bis das Kind sie in sein Selbstbild, d. h. in sein inneres Bild über sich, als dazugehöriger Teil erleben kann.[60]

Psychotherapie ist nicht gleich Psychotherapie

Es sei kurz auf die Besonderheiten der einzelnen Gesprächstherapierichtungen eingegangen, wobei nur jene Therapierichtungen genannt sind, bei denen wissenschaftliche Befunde für ihre Wirksamkeit vorliegen.[10]

Kognitiv-behaviorale Therapie
Die kognitive Therapie (= setzt hauptsächlich bei der Korrektur von Gedanken und Vorstellungen an, die so Einfluss auf die Gefühle haben) bringt Kinder im Wesentlichen dazu, ihre Probleme gedanklich auf eine neue Art zu betrachten, eine neue Sichtweise zu entwickeln, wodurch wiederum andere Gefühle und Verhaltensweisen begünstigt werden. Kinder unterliegen oft Missverständnissen, wie das Trauma passierte, die die Entwicklung von Ängsten begünstigen.

Kinderpsychotherapie

Oft haben sie Schuldgefühle, da sie annehmen, dass sie für das Trauma verantwortlich sind, beispielsweise weil sie sich schlecht benommen haben oder etwas kaputt gemacht haben. Gespräche über die bekannten Fakten um das Ereignis können helfen Erklärungen zu finden, die Frage von Verantwortlichkeit und Schuld kann geklärt und eine neue Perspektive gewonnen werden.[54]
Die kognitive-behaviorale Therapie geht vom Konzept der Konditionierung aus. Als Motivatoren für die Ersetzung negativer Gefühle oder Verhaltensweisen durch positive bzw. angemessenere werden diese Erfolge belohnt. Dies geschieht in einem systematischen, schrittweisen Vorgehen. Dazu gehören beispielsweise Desensibilisierungstechniken, z. B. macht der Gedanke an das Ereignis keine Angst mehr, kann man an den Ort des Ereignisses gehen und lernen, hier angstfrei zu sein, oder einen neuen gedanklichen Weg finden und sich dadurch weniger schuldig zu fühlen (= kognitive Umstrukturierung).

Psychodynamische Therapien

Als Abwehr gegen die übermächtige Angst kann durch die Dynamik einer Traumatisierung das traumatische Ereignis von der Person isoliert und getrennt werden. Diese nicht verarbeitete Erinnerung muss nun schrittweise aufgearbeitet werden. Der Psychoanalytiker übernimmt die Funktion des *reflektierenden Selbst*, indem er den Schmerz und den Kummer des Kindes toleriert und diese Gefühle aushält. Dies ermöglicht dem Kind sich mit dem Erlebnis zu konfrontieren und die traumatische Erinnerung in einer für es lebbaren Weise wieder anzunehmen und es in die Persönlichkeitsentwicklung zu integrieren.[54]

Spiel- und gesprächstherapeutische Methoden

Diese werden ergänzt durch eine Gruppe von sehr unterschiedlichen Verfahren, bei denen kreativ-imaginative Aspekte und der Bezug zur Körperlichkeit im Vordergrund (bewegungs-, entspannungsorientierte Verfahren) stehen. Dazu zählen Methoden, mit denen das Körpererleben, die Sensibilität und die Ausdrucksfähigkeit gefördert werden sollen (z. B. Tanztherapie, Musiktherapie, Gestaltungstherapie, Kunsttherapie, meditative Übungen, Entspannungsübungen).[22] Diese Techniken sollten in ein grundsätzlich psychotraumatologisch orientiertes Behandlungskonzept eingebettet sein und setzen viel Erfahrung und eine entsprechende Ausbildung voraus.

Kunsttherapie

In der Kunsttherapie kommen alle Sinne zum Einsatz durch Malen, Zeichnen, Formen, Tanzen, Musizieren, Inszenieren und Spielen. Dies bietet Kindern viele Ausdrucksmöglichkeiten, sich in einer symbolischen Sprache auszudrücken und von ihrer Welt zu erzählen. Kunsttherapie kann helfen die Entwicklung von Werten, Kommunikationsfähigkeiten, sozialer Kooperation, Problemlösen und erhöhter persönlicher Effektivität zu fördern.[54] Bei der Gestaltung eines Werkes und während des Werkprozesses werden Gefühle in kreative Handlungen übertragen. Dadurch kommt es zur gefühlsmäßigen Entlastung, da belastende Energie aus dem Körper abfließen kann. Außerdem werden Gefühle sichtbar gemacht (kreatives Produkt), man erhält Information über das Erlebte (dessen Inhalt, Gefühle) und es können auf diesem Wege Lösungen erarbeitet werden.

Bei Kinderzeichnungen unterscheidet man verschiedene Phasen, so ist ab dem Alter von etwa drei Jahren die sogenannte „Kritzelphase" beendet und es kommt zu realitätstreuen, naiven Darstellungen. Kinder können Gefühle in Form von Metaphern bildlich darstellen. Es gibt drei allgemeine Regeln, die das Verständnis für die Lebenssituation eines Kindes in Verbindung mit den Zeichnungsmerkmalen bestimmen:[50]

(1) Das Kind benimmt sich beim Zeichnen wie im Leben;
(2) das Kind verhält sich gezeichneten Menschen und Objekten gegenüber wie gegenüber wirklichen Menschen und Objekten;
(3) das Kind malt Themen, die es beschäftigen.

Man nimmt weiters an, dass das Kind im Moment des Zeichnens auch immer so frei von Gefühlen ist, dass es auf seine Angst reagieren kann: Es kann vorsorglich schlimme Monster zeichnen, die es vor einem Angriff bewahren. Zeichnen ist vielleicht gerade deswegen so wichtig für das Kind, weil es sich dabei als mächtiger, als stärker und kompetenter vorstellen kann, als es im Moment ist. Manchmal mag es aber auch wichtig sein, sich zu überlegen, was das Kind nicht zeichnet, weil es beispielsweise so starke Angst hat, dass die Freiheit zu kreativem Schaffen eingeengt ist. Die Interpretation von Kinderzeichnungen setzt viel Erfahrung sowie Einfühlungsvermögen und Wissen um die jeweilige Lebenssituation des Kindes voraus.

Bei Problemen im sensorischen Bereich eignen sich vor allem formbare Materialien, die sich geknetet, gedrückt und gebogen zu einem Gebilde formen und auch zerstören lassen.

Imaginative Verfahren (imaginativ – sich etwas mit der Macht der Phantasie vorstellen)

Die Technik der imaginativen Verfahren wird in den meisten Therapien von posttraumatischen Störungen integriert, um die Macht der Bilder aussprechen zu lernen. Traumatische Erinnerungen sind hoch emotional und die Reaktionen von Kindern oft verfärbt von bildlichen Erinnerungen, die direkt auf sensorischen (= sehen, hören, riechen, spüren) Eindrücken basieren.[54] Imagination kann im Puppenspiel, in Märchen und Geschichten, verbalen und musikalischen Phantasiereisen eingesetzt werden. Auch hier können mit spielerischen Mitteln Situationen und Varianten erprobt und überarbeitet werden. Imagination ist eine Art Brücke zwischen Außen- und Innenwelt, die vor allem auch sensorische und sinnliche Erfahrungen ermöglicht.

Reddemann[45] entwickelte die „psychodynamische imaginative Traumatherapie" für Erwachsene. Diese enthält Phasen, grundlegend dabei ist die Herstellung eines sicheren, inneren Ortes und eines inneren Helfers/Wesens.

EMDR (Eye Movement Desensitization and Reprocessing)

EMDR ist eine relativ neue traumabearbeitende psychotherapeutische Technik, die von Francine Shapiro in den 90er Jahren entwickelt wurde. Diese Technik nutzt das Wissen um die neuropsychologischen Vorgänge im Gehirn, die ein Trauma auslösen. Es handelt sich um eine visuell-konfrontative, entspannende und stark unterstützende Methode. Durch das Hin- und Herwechseln der Aufmerksamkeit zwischen links und rechts entweder durch Augenbewegungen, leichte Berührungen der Hände oder Hör-Signale wird eine beschleunigte Informationsverabeitung bewirkt. Durch bewusstes Anvisieren, d. h. Denken an ein belastendes Erlebnis, stellt die Verarbeitung Kontakt zu den Gefühlen her, die zur Zeit des ursprünglichen Traumas vorherrschten, und löst sie auf.

EMDR wirkt bei Kindern gewöhnlich schneller als bei Erwachsenen, da sie schneller Kontakt zu einer beängstigenden Erinnerung herstellen und dieselbe verarbeiten können.[52] Francine Shapiro vermutet, dass dies wahrscheinlich deshalb so ist, weil Kinder in ihrem Leben noch nicht so viele verschiedenartige Erfahrungen gemacht haben, die ihre ursprüngliche Angst und ihre Reaktionen auf dieselben verstärken können. EMDR-Behandlung bei traumatischen Erinnerungen kann sich auf vielfältige Verhaltensweisen auswirken. Allerdings sind kindgerechte Techniken bei der Anwendung notwendig. Bei Kindern unter sechs Jahren eignet sich zur wechselseitigen Stimulation das „Trommelspiel", in dem das Kind abwechselnd links und rechts im Rhythmus auf die Hände des Therapeuten „trommelt". Eine andere Form der Stimulation stellt das „Tapping" dar, bei dem der Therapeut mit seinen Fingerspitzen auf die Handinnenflächen oder die Fingerspitzen des Kindes im rhythmischen Wechsel zwischen links und rechts „trommelt" und dadurch ebenfalls eine sensorische Stimulation auslöst. Auch bei scheuen Kindern oder blickkontaktvermeidenden Kindern kann die taktile Methode angewandt werden. Ältere Kinder und Jugendliche können mit Augenbewegungen arbeiten.[51]

Pharmakotherapie

Der Einsatz von Psychopharmaka spielt eine eher untergeordnete Rolle in der Kinder- und Jugendlichenpsychiatrie und erfolgt stets in Verbindung mit anderen Therapieformen, beispielsweise Psychotherapie. Grundsätzlich sollte die Verordnung von Psychopharmaka bei Kindern und Jugendlichen nur von Ärzten erfolgen, die sich spezifische Kenntnisse und Erfahrungen mit der Behandlung von Kindern angeeignet haben. Psychopharmaka werden dann in Betracht gezogen, wenn es um die Linderung von psychischen Störungen wie Depression und Ängsten nach einem Trauma geht. Ziel sollte die Ermöglichung einer psychotherapeutischen Intervention sein, denn es ist zwar durch die Medikamente eine Symptomlinderung zu erwarten, aber keine ausreichende Heilung der PTBS.[9] Eine Psychopharmakatherapie muss jedenfalls eine ausführliche Information des Kindes und seiner Eltern über zu erwartende Wirkung und Nebenwirkungen, Dosierung und voraussichtliche Dauer der Verordnung sowie eine kontinuierliche Beratung und Überwachung der Patienten umfassen.

Eine Alternative stellen die auf pflanzlicher Basis hergestellten Psychopharmaka dar. Diese eignen sich besonders für Kinder und Jugendliche, da sie gut verträglich sind und kein physisches oder psychisches Abhängigkeitspotential beinhalten.[22] Im Wesentlichen handelt es sich um Präparate mit dem Wirkstoff Johanniskraut, Kava-Wurzelstock und Baldrianwurzelextrakte. Auch hier ist unbedingt ein Arzt notwendig, denn nur dieser kennt sich mit den Dosierungen ausreichend aus. Auch der Besuch eines Arztes mit dem Diplom für Homöopathie kann hilfreich sein.

Wie finde ich einen „guten" Therapeuten?

Checkliste

- Am wichtigsten ist, dass Sie Ihrem Gefühl während des ersten Kontakts mit dem Therapeuten vertrauen. Ist er/sie mir sympathisch? Glaube ich, dass er/sie meinem Kind sympathisch ist?
- Kann ich mir vorstellen, dass mein Kind zu diesem Therapeuten eine stabile Beziehung aufbaut?
- Besprechen Sie Ihre Vorstellungen betreffend der Behandlung mit dem Therapeuten, speziell die Frage, in welcher Rolle Sie als Elternteil oder Bezugsperson miteinbezogen werden können und sollen. Welche Art der Kooperation und Informationen erwarten Sie?
- Welche Qualifikationen hat der Therapeut? Wo liegen die Schwerpunkte seiner Arbeit? In welcher Therapierichtung ist er ausgebildet? Hat er eine Ausbildung und Erfahrung in der Behandlung von traumatisierten Kindern?
- Wie lange dauert voraussichtlich die Therapie?
- Klären Sie, ob der Therapeut die Möglichkeit zur kassenärztlichen Verrechnung hat.

Nach den ersten Stunden ist es wichtig festzustellen, wie das Kind auf den Therapeuten reagiert. Fühlt es sich angenommen und geht gerne oder verweigert es die Therapiestunden?

Wohin kann ich mich wenden, wenn ich selbst eine Unterstützung brauche?

Eltern sollen auf ihre eigenen Gefühle achten, beispielsweise wenn das traumatische Erlebnis in ihrer Abwesenheit passiert ist und sie möglicherweise mit Schuldgefühlen kämpfen (ich hätte da sein müssen) oder das Wissen, dass ihrem Kind etwas Schreckliches widerfahren ist, unerträglich ist. Sind solche Empfindungen und Gedanken vorhanden, sollten Sie eine therapeutische Unterstützung überlegen.

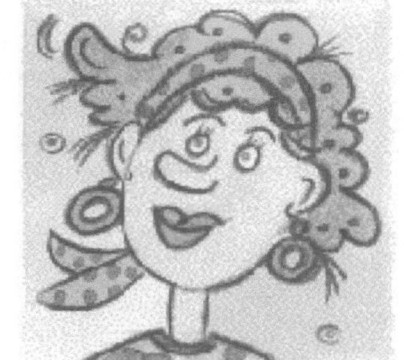

Unterstützung kann auch helfen, wenn Sie sich in der Erziehung überfordert fühlen und es Ihnen schwer fällt, notwendige Konsequenzen und Grenzen dem Kind gegenüber aufzuzeigen. Es ist normal, dem eigenen „Beschützerinstinkt" nachzugeben und dem Kind Dinge zu ermöglichen, die, hätte es nicht etwas Schreckliches erlebt, nicht erlaubt gewesen wären. Alltägliche Konflikte wie das Zubettgehen sollten jedoch aktiv und unverändert durchgefochten werden. Gerade nach traumatischen Erlebnissen, bei denen Kinder eine absolute Grenzverletzung erlitten haben, ist es wichtig, einen gesunden Mittelweg zwischen Liebe, Nachgeben und Fordern zu finden. Grenzen setzen sowie die Beibehaltung von Ritualen (wenn auch mit schmerzhaften Erinnerungen verbunden, weil beispielsweise immer die verstorbene Mutter die Gute-Nacht-Geschichte vorgelesen hat) vermitteln Kindern Halt und Geborgenheit.

Psychotherapeutische Beratung oder Behandlung ist natürlich auch dann angezeigt, wenn Sie selbst in das traumatische Ereignis involviert waren und Symptome einer posttraumatischen Belastungsstörung zeigen **(Liste der Symptome im Anhang)**. Auch für Eltern gilt, dass ein schreckliches Erlebnis in den eigenen Lebensplan integriert werden muss. Traumatisierte Menschen sind hin und her gerissen zwischen der exzessiven Beschäftigung mit der Vergangenheit und einem Gefühl emotionaler Betäubung gegenüber ihrer gegenwärtigen Situation.[58] Kinder spüren instinktiv, wenn Eltern und/oder Bezugspersonen für sie gefühls- und aufmerksamkeitsmäßig nicht verfügbar sind, vor allem wenn sie selbst besonders hilfs- und liebesbedürftig sind. Der Versuch, das Ereignis einfach zu vergessen, weil man mit vielen anderen schwierigen Situationen konfrontiert ist (beispielsweise ist der Ehepartner plötzlich verstorben und man muss alleine einen halbwegs funktionierenden Alltag für sich selbst und die Kinder aufbauen), ist keinesfalls eine erfolgreiche Bewältigungsstrategie. Stattdessen verhindern die Fähigkeit und auch Möglichkeit, nach einem akuten Trauma das Erlebte in vielen Details auszudrücken, wirksam die Entstehung einer posttraumatischen Belastungsstörung.[59] Auch Sie selbst brauchen Sicherheit und Vorhersagbarkeit im Leben, um Verluste, Trennungen sowie andere traumatisierenden Ereignisse verarbeiten zu können!

Je jünger das Kind ist, umso mehr ist es beeinflusst durch die elterlichen Gefühle und Gedanken, die es sensibel aufnimmt und miterlebt. Die Auswirkungen elterlicher Traumatisierung auf die Entwicklung der Kinder wurde vielfach belegt.[33] Besonders im Bereich der Mutter-Kind-Beziehung und -Kommunikation kann es zu sehr schwerwiegenden Störungen kommen. Ein traumatisiertes Kind braucht in besonderem Maße die emotionale Verfügbarkeit der Eltern, um das Trauma bewältigen zu können. Sind die Eltern zusätzlich traumatisiert, verliert es die wichtigsten und vertrautesten Menschen, deren Unterstützung und Begleitung es benötigt. Es ist also auch im Sinne der Kinder, wenn Sie selbst therapeutische Hilfe in Anspruch nehmen.

Serviceteil

Kinderpsychotherapeutische Versorgung mit dem Schwerpunkt Psychotraumatologie in Österreich

Die Boje
Ambulatorium für Kinder und Jugendliche in Krisensituationen
Krisenintervention und Psychotherapie für Kinder, Jugendliche und
deren Familien
Vertragsambulatorium der Wr. Gebietskrankenkasse, der BVA und der KFA
A-1170 Wien, Hernalser Hauptstraße 15
Tel: (01) 406 66 02 / 13
Internet: **www.die-boje.at**

Kinderschutzzentrum Wien
A-1070 Wien, Kandlgasse 37
Tel: (01) 526 18 20

Trauma & Wachstum
Institut für Traumaverarbeitung
A-1200 Wien, Bäuerlegasse
Tel: (01) 333 33 33 / 45

Kindernotruf
Internet: **www.kindernotruf.at**

Wiener Kindertelefon
Die Kinder- und Jugendhotline
Tel: (01) 319 66 66
A-1030 Wien, Rüdengasse 11
Internet: **www.magwien.gv.at/ma11/seiten/kdrtel/kdrtel.htm**

Weißer Ring
Kriminalitätsopferhilfe
Internet: **www.weisser-ring.at**

Psychotherapeutische Angebote für Erwachsene und Kinder in Österreich

Verein für ambulante Psychotherapie
des Berufsverbandes Österreichischer Psychologen und Psychologinnen
A-1040 Wien, Möllwaldplatz 4 / 4 / 37
Tel: (01) 402 56 96
Internet: **www.boep.or.at/vap**

Internet-Portal für den psychosozialen Bereich: **http://www.psyonline.at/**
umfassender Wegweiser inkl. Auflistung freier Therapieplätze, Lexikon etc.

Psychologie-Server
http://www.psyweb.at/

Online-Informationssystem für psychologische Dienstleistungen
des Berufsverbandes Österreichischer Psychologen und Psychologinnen
www.psychnet.at/

Psychotherapie-Server
www.psychotherapie.at/

Bundesministerium für Gesundheit und Frauen
http://www.gesundheit.bmgf.gv.at
Hier kann man die Liste der PsychotherapeutInnen, Liste der Klinischen PsychologInnen, Liste der GesundheitspsychologInnen, Liste der GesundheitspsychologInnen, Liste der Klinischen PsychologInnen und Liste der PsychotherapeutInnen herunterladen. Außerdem gibt es eine Liste der Psychotherapie-Ausbildungseinrichtungen.

Serviceteil

Kinder- und jugendpsychologische Beratungsstellen in Österreich und Deutschland

Rainbows ist ein österreichweiter Verein, der Kinder in „stürmischen" Zeiten (bei Verlust oder Trennung von geliebten Personen) begleitet und unterstützt. http://www.rainbows.at

Unter **http://www.kinderschutzzentrum.at** finden Sie die Homepage des Kinderschutzzentrums in Salzburg. In den „Links" dieser Seite wird ein guter Überblick zu den Kinderschutzzentren in Österreich mit Adressen und Telefonnummern gegeben.

Für Deutschland finden sich die Kinderschutzzentren unter der Adresse: **http://www.kinderschutz-zentren.org.** Hier werden auch die Angebote und Hilfestellungen, die von den Kinderschutzzentren gemacht werden, gut beschrieben.

Psychotrauma: allgemeine Informationen/Wissenschaft/ Fachbücher/Psychotherapeutische Versorgung

Die Deutschsprachige Gesellschaft für Psychotraumatologie bietet eine Fülle von Hinweisen und Verbindungen zu Homepages, die sich wissenschaftlich mit Psychotrauma beschäftigen. Auch finden Sie hier gut ausgewählte psychotherapeutische Versorgungsangebote. Die Adresse lautet: **http://www.degpt.de.**

Die Seite **http://trauma.informations-zentrum.de** bietet eine Suchfunktion für Psychotherapeuten mit dem Schwerpunkt Behandlung von Psychotraumata. Für Deutschland kann man die jeweils relevante Postleitzahl angeben, für eine Suche nach österreichischen Psychotherapeuten gibt man „Österreich" in die Suchfunktion ein.

Psychotherapeuten mit der Zusatzqualifikation in EMDR findet man unter: **http://emdria.de.** Eine Liste für Deutschland, Österreich und die Schweiz ist auf dieser Seite vorhanden.

Psychotherapeutische Versorgungsangebote mit dem Schwerpunkt Psychotrauma in der Schweiz

Speziell für die Schweiz gibt es zwei Homepages, die sich mit der Behandlung von Psychotraumata befassen: **http://psychotraumatologie.ch** und **http://psychotrauma.ch**.

Allgemeine Informationen über Psychotherapie in der Schweiz findet man unter: **http://www.psychotherapie.ch/index.htm**.

Seminare und Workshops für die Verarbeitung von Trauer und zur Begleitung trauernder Personen finden sich für Österreich, Deutschland und der Schweiz unter **http://canakasis.de**

Die in den genannten Homepages angeführten Bücher, Fachartikel, Workshops, Seminare und Selbsthilfegruppen, Listen von Psychotherapeuten, Ärzten und Institutionen erscheinen seriös und vermitteln den Eindruck wissenschaftlich fundiert zu sein, um den rechtlichen Anforderungen allerdings gerecht zu werden, verweisen wir an dieser Stelle auf folgenden Disclaimer:

„Das Landgericht Hamburg hat mit Urteil vom 12.05.1998 entschieden, dass man durch die Ausbringung eines Links die Inhalte der gelinkten Seite ggf. mit zu verantworten hat. Dies kann – so das LG – nur dadurch verhindert werden, dass man sich ausdrücklich von diesen Inhalten distanziert. Wir möchten ausdrücklich betonen, dass wir keinerlei Einfluss auf die Gestaltung und die Inhalte der gelinkten Seiten haben. Deshalb distanzieren wir uns hiermit ausdrücklich von allen Inhalten aller gelinkten Seiten auf der gesamten Website http://www.degpt.de inkl. aller Unterseiten. Diese Erklärung gilt für alle auf unserer Homepage eingebauten Links und für alle Inhalte der Seiten, zu denen Links oder Banner führen."

Bücher für Erwachsene

Wenn Kinder trauern.
Brocher, T. 1990. Rowohlt.

Da war es auf einmal so still.
Keyserling, v. L. 1997. Herder.

Bist du jetzt für immer weg?
Reitmeier, C. und Stubenhofer, W. 1998. Christophorus.

Im Himmel welken keine Blumen.
Student, J. 1993. Herder.

Wenn Kinder nach dem Sterben fragen.
Tausch-Flammer, D. 1994. Herder.

Auf der Suche nach den Regenbogentränen.
Canacakis, J. 1994. Bertelsmann.

Tod und Sterben Kindern erklärt.
Moritz, A. (2001). Gütersloher Verlagshaus.

Kinder- und Jugendbücher zum Thema „Trauer"

Hat Opa einen Anzug an?
Fried, A. (1998). Hanser.
Ein Vorlesebuch für Kinder im Volksschulalter.

Klappentext
Bruno mag seinen Opa sehr gern. Opa hat ihm immer alles erklärt und gezeigt. Aber jetzt ist er fort. Xaver behauptet, auf dem Friedhof, Papa sagt, im Himmel. Beides gleichzeitig geht ja wohl nicht. Wenn Bruno doch Opa fragen könnte! Bruno ist wütend und traurig. Jeden Abend betrachtet er vor dem Schlafengehen das Bild von Opa und spricht mit ihm. Da fühlt er sich langsam besser. Es ist, als würde Opa ihm jedesmal von weit her zulachen.
Opa stirbt, beschrieben wird der Trauerprozess eines kleinen Jungen bis zu einem Jahr nach dem Todestag des Großvaters. Die Fragen, die sich Kindern stellen, werden einfühlsam beantwortet.

Leb wohl, lieber Dachs
Varley, S. (1996). Annette Betz Verlag.
Ein Vorlesebuch für Kinder ab 5 Jahren.

Klappentext
Der Dachs war immer zur Stelle gewesen, wenn eines der Tiere ihn brauchte. Den Frosch hat er Schlittschuh laufen gelehrt, den Fuchs Krawattenknoten schlingen und Frau Kaninchen hatte von ihm sein Spezialrezept für Lebkuchen bekommen. Die Tiere reden oft von der Zeit, als Dachs noch lebte. Und mit dem letzten Schnee schmilzt auch ihre Traurigkeit dahin. Es bleibt die Erinnerung an den Dachs, die sie wie einen Schatz hüten.

„Was ist das?" fragt der Frosch
Melthuijs, M. (1992). Sauerländer.
Ein Vorlesebuch für Kinder ab 4 Jahren.

Klappentext
An einem Herbsttag entdeckt der Frosch eine bewegungslose Amsel im Gras. Besorgt fragt er seine Freunde, was mit ihr sein könnte. Auf schöne und einfache Weise beginnen alle zu verstehen, was Tod bedeutet und wie schön das Leben sein kann. Das ist kein Widerspruch für den, der einmal erlebt hat, mit welch tiefer Anteilnahme und auch Freude Kinder tote Tiere beerdigen.

Lauf, kleiner Spatz
Weninger, B. und Ginsbach, J. (2001). Atlantis, verlag pro juventute.
Für Kinder mit Behinderungen und chronischen Krankheiten, ab etwa 5 Jahren.

Klappentext
Spatz und Maus sind Freunde, und ihr Leben ist schön und sorglos. Bis Spatz eines Tages in einen heftigen Gewittersturm gerät. Er wird wie von einer Riesenhand gepackt – und fällt in ein schwarzes Loch. Als er wieder zu sich kommt, sind seine Freunde bei ihm. Maus macht ihm Mut, der Rabe verbindet die Flügel und bereitet ihn sanft auf sein künftiges Leben vor: Es wird anders sein als früher …", Was das heißt, begreift der Spatz erst, als der Verband abgenommen wird: Er kann nicht mehr fliegen. „Ich bin gar kein richtiger Vogel mehr!", schreit Spatz verzweifelt – und merkt bald, dass mit zwei Freunden und einer großen Portion Lebensfreude fast alles möglich ist.

Servus Opa, sagte ich leise.
Donnelly, E. (1985). Oetinger.
Für Kinder ab 10 Jahren.

Klappentext
Michi ist zehn. Er lebt in einem Wiener Vorort, zusammen mit seinen Eltern, seiner älteren Schwester und – seinem Opa. Michi mag seinen Opa. Sehr sogar. Um so mehr verwirrt es ihn, als ihm sein Vater eines Tages erklärt, daß der Opa schwerkrank ist und bald sterben wird. Sterben? Sein Opa, der immer so lieb zu ihm ist? Und überhaupt: Was bedeutet das eigentlich, sterben?

Das Jahr mit Anne
Rauprich, N. (1995). Ellermann.
Für Kinder ab 10 Jahren.

Klappentext
Anne hat Leukämie und war lange im Krankenhaus, aber dann scheint ihre Krankheit überwunden. Aus der Sicht ihrer Freundin Sabine beschreibt Rauprich, wie Annes Umgebung versucht, mit dieser Ausnahmesituation fertig zu werden.

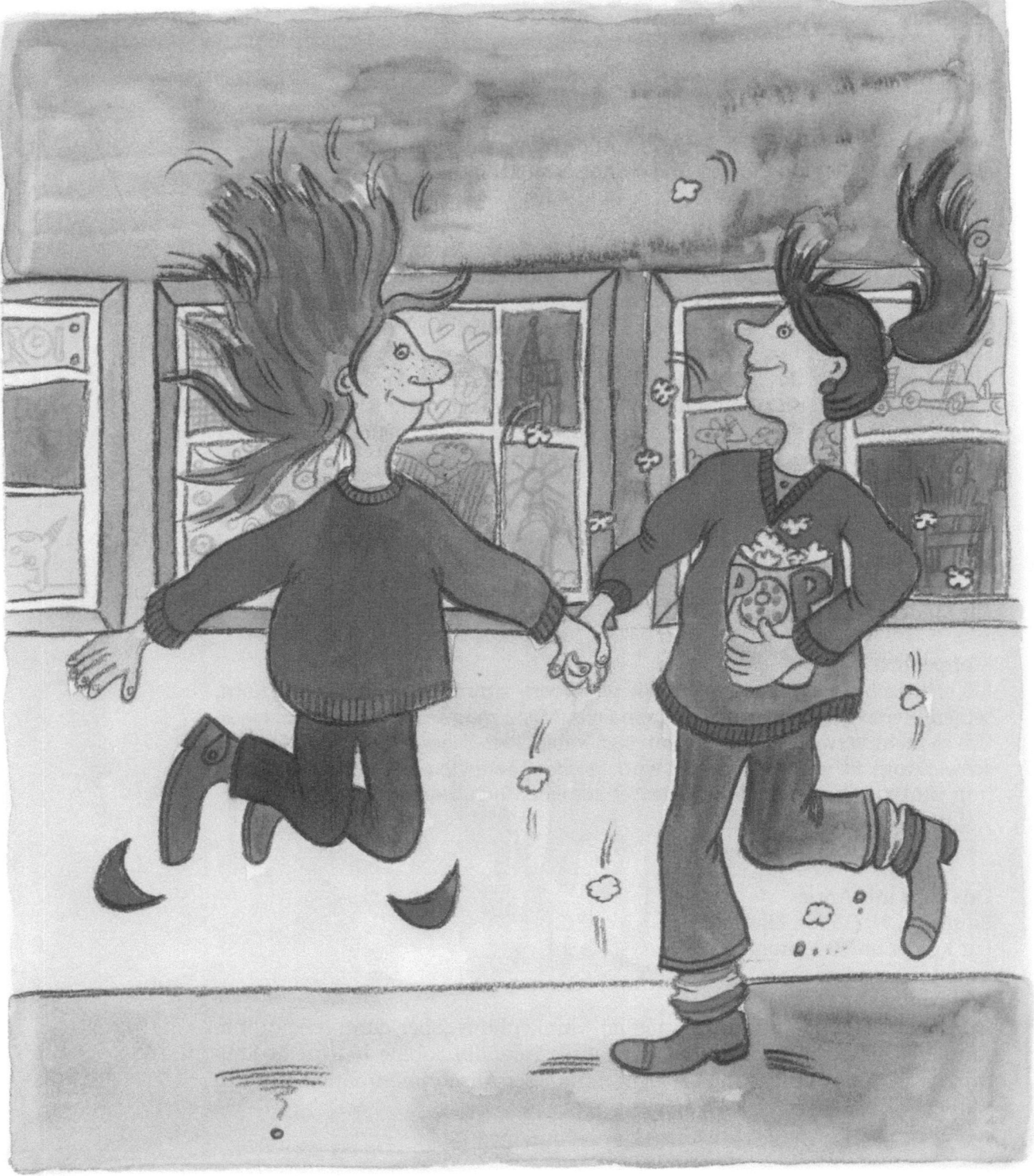

Literaturverzeichnis

[1] Arens V (1994) Grenzsituationen. Mit Kindern über Sterben und Tod sprechen. Blaue Eule, Essen

[2] Axline V M (1947) Kinder-Spieltherapie im nicht-direktiven Verfahren, 9. neugestaltete Auflage. E. Reinhardt, GmbH & Co, Verlag, München

[3] Bettelheim B (1980) Kinder brauchen Märchen. Deutscher Taschenbuch Verlag GmbH & Co. KG, München

[4] Bowlby J (1973) Trennung. Psychische Schäden als Folge der Trennung von Mutter und Kind. Kindler, München

[5] Bowlby J (1976) Trennung. Kindler, München

[6] Bowlby J (1983) Verlust, Trauer und Depression. Fischer, Frankfurt

[7] Bowlby J (1991) Verlust, Trauer und Depression. Fischer, Frankfurt

[8] Canacakis J, Bassefeld-Scherpers A (1994) Auf der Suche nach den Regenbogentränen. Bertelsmann, München

[9] Davidson J R T, Van der Kolk B A (2000) Die psychopharmakologische Behandlung der posttraumatischen Belastungsstörung. In: Van der Kolk B A, McFarlane A C, Weisæth L (Hrsg) Traumatic Stress. Grundlagen und Behandlungsansätze. Theorie, Praxis und Forschung zu posttraumatischem Streß sowie Traumatherapie. Junfermann, Paderborn, S 359–370

[10] Dwivedi K N (2000) (ed) Posttraumatic stress disorder in children and adolescents. London, Philadelphia: Whurr Publishers Ltd., London, Philadelphia

[11] Finger G (1998) Mit Kindern trauern. Kreuz, Zürich

[12] Flatten G, Wöller W, Hofmann, A (2001) Therapie der Posttraumatischen Belastungsstörung. In: Flatten G, Hofmann A, Liebermann P, Wöller W, Siol T, Petzold E (Hrsg) Posttraumatische Belastungsstörung. Leitlinie und Quellentext. Schattauer GmbH, Stuttgart

[13] Fraiberg S (1959) Die magischen Jahre. Hoffmann und Campe Verlag, Hamburg

[14] Frijda N H (1997) Commemorating. In: Pennebaker J W, Paez D, Rimé B (eds) Collective memory of political events. Social psychological perspectives. Erlbaum, Mahwah NJ, p 103–131

[15] Goswami U (2001) So denken Kinder. Einführung in die Psychologie der kognitiven Entwicklung. Verlag Hans Huber, Bern

[16] Greenwald R (2000) The trauma orientation and child therapy. In: Dwivedi K N (ed) Posttraumatic stress disorder in children and adolescents. Whurr Publishers, Philadelphia

[17] Grollmann E A (1991) Mit Kindern über den Tod sprechen. Christliche Verlagsanstalt, Konstanz

[18] Grossmann KE (1997) Die Bindungstheorie. In: Keller H (Hrsg) Handbuch der Kleinkindforschung, 2. vollständig überarbeitete Auflage. Verlag Hans Huber, Bern

[19] Hobson P (2003) Wie wir denken lernen. Gehirnentwicklung und die Rolle der Gefühle. Patmos Verlag GmbH & Co. KG, Walter Verlag, Düsseldorf, Zürich

[20] Kast V (1999) Trauern. Phasen und Chancen des psychischen Prozesses, Neuauflage. Kreuz, Stuttgart

[21] Kessler R C, Sonnega A, Bromet E, Hughes M, Nelson C B (1995) Posttraumatic stress disorder in the national comorbidity survey. Archives of General Psychiatry 52:1048–1060

[22] Knölker U, Mattejat F, Schulte-Markwort M (1997) Kinder- und Jugendpsychiatrie und -psychotherapie systematisch, 2. Aufl. UNI-MED Verlag AG, Bremen

[23] Kroen W C (1998) Da sein, wenn Kinder trauern. Herder, Freiburg

[24] Kutschera G (2000) Heilende Geschichten. Kinder wachsen mit Worten. Beust Verlag, München

[25] Lackner R (2004) Wie Pippa wieder lachen lernte – Therapeutische Unterstützung traumatisierter Kinder. Springer, Wien New York

[26] Langenmayr A (1999) Trauerbegleitung. Beratung – Therapie – Fortbildung. Vandenhoeck & Ruprecht, Göttingen

[27] Manes S (1998) Mama ist ein Schmetterling, Papa ein Delphin. Piper Verlag GmbH, München

[28] Middleton W, Raphael B, Martinek N, Misso V (1993) Pathological grief reactions. In: Stroebe M S, Strobe W, Hansson R O (eds) Handbook of bereavement: Theory, research, and intervention. University Press, Cambridge, p 44–61

[29] Neuß N (2001) Warum erfinden Kinder unsichtbare Freunde? In: Neuß N (Hrsg) Phantasiegefährten. Beltz Verlag, Weinheim und Basel

[30] Oerter R (1997) Psychologie des Spiels, 2. Auflage. Beltz, Psychologie Verlags Union, Weinheim

Literaturverzeichnis

[31] Oerter R, Montada L (1995) Entwicklungspsychologie, 3. vollständig überarbeitete und erweiterte Auflage. Psychologie Verlags Union, Weinheim

[32] Pal-Handl K, Lackner R, Lueger-Schuster B (2004) Wie Pippa wieder lachen lernte – Ein Bilderbuch für Kinder. Springer, Wien New York

[33] Papousek M, Wollwerth de Chusquisengo R (2003) Auswirkungen mütterlicher Traumatisierungen auf die Kommunikation und Beziehung in der frühen Kindheit. In: Brisch K H, Hellbrügge T (Hrsg) Bindung und Trauma. Klett-Cotta, Stuttgart

[34] Parens H (1991) A view of development of hostility in early life. Journal of the American Psychoanalytic Association 39: 75–108

[35] Perkonigg A, Wittchen H U (1997) Trauma und PTSD among adolescents and young adults from the general population in Germany. In: Maercker A (Hrsg) Therapie der Posttraumatischen Belastungsstörung. Springer, Berlin Heidelberg New York Tokyo

[36] Petzold H, Ramin R (1995) Schulen der Kinderpsychotherapie, 3. Aufl. Junfermann, Paderborn

[37] Philipps T (2000) Cognitive-behavioural therapy for post-traumatic stress disorder in children and adolescents. In: Dwivedi K N (ed) Posttraumatic stress disorder in children and adolescents. Whurr Publishers, Philadelphia

[38] Pock E (2001) Weißt du, wer mir abgeht? In: Jellenz-Siegel B, Prettenthaler M, Tuider S (Hrsg) … und was ist mit mir. Kinder im Blickpunkt bei Trennungs- und Verlusterlebnissen. Steirische Verlagsgesellschaft m.b.H., BV RAINBOWS Österreich, S 154–158

[39] Purtscher K, Dick G (2004) Trauma im Kindesalter. In: Friedmann A, Hofmann P, Lueger-Schuster B, Steinbauer M, Vyssoki D (Hrsg) Psychotrauma. Die Posttraumatische Belastungsstörung. Springer, Wien New York, S 127–140

[40] Pynnos R S (1992) Grief and trauma in children and adolescents. Bereavement Care 11 (1): 2–10

[41] Pynoos R S (1993) Traumatic stress and developmental psychopathology in children and adolescents. In: Oldham J, Riba M, Tasman A (eds) American Psychiatric Press Review of Psychiatry 12: 205–238. American Psychiatric Press, Washington, DC

[42] Pynoos R S, Steinberg A M, Wraith R (1995) A developmental model of childhood traumatic stress. In: Chiccetti D, Cohen D J (eds) Manual of developmental psychopathology. Wiley, New York, p 72–95

[43] Pynoos R S, Steinberg A M, Goenjian A (2000) Traumatische Belastungen in Kindheit und Jugendalter. In: Van der Kolk B A, McFarlane A C, Weisæth L (Hrsg) Traumatic Stress. Grundlagen und Behandlungsansätze. Theorie, Praxis und Forschung zu posttraumatischem Streß sowie Traumatherapie. Junfermann, Paderborn, S 265–288

[44] RAINBOWS (2003) Private Seminarunterlagen

[45] Reddemann L (2001) Imagination als heilsame Kraft. Zur Behandlung von Traumafolgen mit ressourcenorientierten Verfahren. Pfeiffer bei Klett-Cotta, Stuttgart

[46] Rösing I (1987) Die Verbannung der Trauer. Nächtliche Heilungsrituale in den Hochlanden Boliviens. Greno, Nördlingen

[47] Schechter D S, Coates S W, First E (2003) Beobachtungen aus New York. In: Brisch K H, Hellbrügge T (Hrsg) Bindung und Trauma. Klett-Cotta, Stuttgart

[48] Schindler R (1993) Tränen, die nach innen fließen. Kemper im Verlag Kaufmann, Lahr

[49] Schubbe O (1997) EMDR in der Therapie psychisch traumatisierter Kinder. In: Eschenröder C T (Hrsg) EMDR. Eine neue Methode zur Verarbeitung traumatischer Erinnerungen. DGVT-Verlag, Tübingen

[50] Schuster M (1994) Kinderzeichnungen. Wie sie entstehen. Was sie bedeuten. Springer, Berlin Heidelberg New York Tokyo

[51] Shapiro F (1995) Eye movement desensitization and processing: basic principles, protocols and procedures. The Guilford Press, New York

[52] Shapiro F (2001) EMDR-Grundlagen und Praxis. Handbuch zur Behandlung traumatisierter Menschen, 2. Aufl. Junfermann, Paderborn

[53] Shaver P, Schwartz J, Kirson D, O'Connor C (1987) Emotion knowledge: Further explorations of a prototype approach. Journal of Personality and Social Psychology 52: 1061–1086.

[54] Shepperd R (2000) Individual treatments for children and adolescents with post-traumatic stress disorder: unlocking children's trauma. In: Dwivedi K N (ed) Posttraumatic stress disorder in children and adolescents. Whurr Publishers, Philadelphia

[55] Sonneck G (2000) Krisenintervention und Suizidverhütung. Facultas Universitätsverlag, Wien

[56] Specht-Tomann M, Tropper D (2000) Wir nehmen jetzt Abschied. Kinder und Jugendliche begegnen Sterben und Tod, 2. Auflage. Patmos Verlag GmbH & Co. KG., Düsseldorf

[57] Spiecker-Verscharen A (1994) Grenzsituationen. In: Arens V (Hrsg) Mit Kindern über Sterben und Tod sprechen. Blaue Eule, Essen

[58] Van der Kolk B A, McFarlane A C, van der Hart O (2000) Ein allgemeiner Ansatz zur Behandlung der posttraumatischen Belastungsstörung. In: Van der Kolk B A, McFarlane A C, Weisæth L (Hrsg) Traumatic Stress. Grundlagen und Behandlungsansätze. Theorie, Praxis und Forschung zu posttraumatischem Streß sowie Traumatherapie. Junfermann, Paderborn, S 265–288

Literaturverzeichnis

[59] Van der Kolk B A, McFarlane A C, van der Hart O (2000) Ein allgemeiner Ansatz zur Behandlung der posttraumatischen Belastungsstörung. In: Van der Kolk B A, McFarlane A C, Weisæth L (Hrsg) Traumatic Stress. Grundlagen und Behandlungsansätze. Theorie, Praxis und Forschung zu posttraumatischem Streß sowie Traumatherapie. Junfermann, Paderborn, S 309–330

[60] Weinberger S (2001) Kindern spielend helfen. Eine personenzentrierte Lern- und Praxisanleitung. Beltz Verlag, Weinheim und Basel

[61] Yule W (1991) Resilience and vulnerability in child survivors of disasters. In: Tizare B, Varma V (eds) Vulnerability and resilience in human development, Jessica Kingsley, London, p 182–197

Anhang

Symptome, die Erwachsene nach einer traumatischen Erfahrung als eine PTBS entwickeln können:*

- **Wiederkehrende und eindringliche Erinnerungen („Intrusionen"):**
  Das Symptom liegt vor, wenn sich die Trauma-Erinnerungen ungewollt – und in der Regel unkontrollierbar – immer wieder aufdrängen und vom Patienten als belastend erlebt werden.
  Erinnerungen, die willentlich hervorgerufen werden, sind kein Symptom der PTBS.
- **Wiederkehrende (Alp-)Träume:**
  Wiederkehrende Träume sind diagnostisch relevant, wenn sie in Zusammenhang mit dem traumatischen Ereignis stehen und den Patienten stark belasten.
  Alpträume, die in keinem erkennbaren direkten Zusammenhang mit dem traumatischen Ereignis stehen, sind kein Symptom der PTBS.
- **Plötzliches Handeln oder Fühlen, als ob das Ereignis wiederkehrte:**
  Hierzu gehören das irritierende Gefühl, das traumatische Ereignis noch einmal zu durchleben, Illusionen (= unwirkliche Vorstellungen), Halluzinationen (= Sinnestäuschungen) und dissoziationsartige Episoden.
  Diese Symptome sind zu unterscheiden von wiederkehrenden Gedanken, in denen der Betroffene sich bewusst ist, dass er sich an das traumatische Ereignis nur erinnert.
- **Psychische Belastung bei Ereignissen, die das Trauma symbolisieren oder ihm ähnlich sind, Jahrestage eingeschlossen:**
  Das Symptom liegt vor, wenn die psychische Belastung intensiv ist und der Betroffene zumindest kurzfristig in seiner Alltagsbewältigung beeinträchtigt wird.
- **Bewusstes Vermeiden von mit dem Trauma verbundenen Gedanken oder Gefühlen:**
  Das Symptom liegt vor, wenn der Betroffene bestrebt ist, mit dem traumatischen Ereignis in Verbindung stehende Gedanken oder Gefühle zu vermeiden – unabhängig davon, ob ihm dies tatsächlich gelingt.
- **Bewusstes Vermeiden von Aktivitäten oder Situationen, die an das Trauma erinnern**
- **Unfähigkeit, sich an einen wichtigen Aspekt des Traumas zu erinnern:**
  Typisch für dieses „Vergessen" (= psychogene Amnesie) ist, dass der Betroffene sich an wichtige Dinge nicht mehr erinnern kann. Die Erinnerungslücken sind nicht mit normaler Vergesslichkeit oder Erschöpfung erklärbar und nicht hirnorganisch verursacht.
- **Konzentrationsschwierigkeiten:**
  Diese sind posttraumatisch aufgetreten und sind nicht organisch bedingt.
- **Übermäßige Wachsamkeit („Hypervigilität"):**
  Der Betroffene widmet seit dem Trauma externen Reizen (z. B. Geräusche, Gerüche, Vorgänge im Straßenverkehr o. ä.) mehr Aufmerksamkeit, als nötig/üblich.
- **Situationsinadäquate oder verstärkte Schreckreaktionen in der Folge eines Traumas**
- **Vegetative Reaktionen bei traumaassoziierenden Ereignissen oder Situationen:**
  Vielzahl möglicher, evt. quälender Symptome treten bei Traumabezug auf: Atemnot, Herzklopfen, Beklemmungen, Mundtrockenheit, Übelkeit, Erbrechen, Magen-Darm-Beschwerden, Zittern, erhöhte Muskelspannung, Todesangst, Angst, etwas Unkontrolliertes zu tun u. v. a. m.

* Nach Friedmann, 2004, S. 16

Sollten Sie unter mehreren dieser hier angeführten Symptome länger als vier Wochen nach einer traumatischen Situation leiden, so empfiehlt es sich, einen Psychotherapeuten oder Psychiater oder eine Ambulanz für Krisenintervention oder ein Trauma-Behandlungsinstitut aufzusuchen.

Ein ersten Überblick über Behandlungseinrichtungen erhalten Sie auf der Webpage der Deutschsprachigen Gesellschaft für Psychotraumatologie: www.degpt.de

Auch die Seite www.trauma-informations-zentrum.de informiert seriös und umfassend. Darüber hinaus können Sie hier Hinweise nachlesen, wie Sie einen seriösen und qualifizierten Psychotherapeuten finden.

Acht Punkte zum Umgang mit trauernden Kindern (Canacakis, 1994)

Wenn ein Kind einen Verlust erlitten hat und trauert, braucht es deine liebevolle Unterstützung und Begleitung, auch wenn es sich – vielleicht dir zuliebe – tapfer und unberührt zeigt. Wenn du selbst von diesem Verlust betroffen bist und auch trauerst, dann lass diese Gefühle ruhig zu und versuche, einen Weg für euch zu finden, der eine gemeinsame Trauer möglich macht.

1. Beantworte einem Kind alle Fragen nach dem Tod, ohne ihm auszuweichen oder etwas zu beschönigen. Alles andere ist nicht mehr als eine gut gemeinte Täuschung, die das Kind irritieren und seinen Trauerprozess verhindern kann. Gebrauche einfache, aber unmissverständliche Formulierungen, die für ein Kind verständlich und nachvollziehbar sind. Biete ihm nicht eine Verherrlichung des Todes an, um es trösten zu wollen, zum Beispiel: „Opa ist jetzt im Himmel und hat es dort viel besser als wir." Es könnte sonst eine „Jenseitssehnsucht" entwickeln, die sich stark lebensbehindernd auswirkt.

2. Wenn es sich um den Verlust durch Todesfall handelt, sollte ein Kind selbst entscheiden dürfen, ob und in welcher Form es sich an den Trauerfeierlichkeiten beteiligen möchte. Eine unmittelbare Konfrontation mit dem Toten und den entsprechenden Ritualen kann auch bei kleineren Kindern das ungehinderte Fließen der Trauergefühle einleiten oder unterstützen. Aber auch ein selbstgestaltetes Ritual kann den Abschied bewusst werden lassen und den Ablauf eines heilsamen Trauerprozesses erleichtern.

3. Wenn es sich um einen Verlust zum Beispiel durch Scheidung der Eltern handelt, dann gib dem Kind die Gelegenheit, sich von der „heilen Wunschfamilie" oder dem „Wunschelternteil", der immer dageblieben wäre, rituell zu verabschieden. Diese Möglichkeit der Klärung einer Situation kannst du auch anwenden, wenn beispielsweise eine schwere Erkrankung oder Behin-

derung in der Familie oder im Freundeskreis auftritt (Abschied von der gesunden „Wunschschwester", dem „Wunschbruder" oder „Wunschfreund" und so weiter). Eine solche Differenzierung zwischen Phantasie und Realität erleichtert den Abschied von Nichtexistentem und damit die Anerkennung und den unbelasteten Umgang mit einer neuen Situation.

4. Bestärke dein Kind im Zulassen all seiner Gefühle und ermutige es, diese auch zu zeigen. Versuche, ihm das Vertrauen zu vermitteln, dass es in deinem Arm immer und uneingeschränkt weinen darf, wenn ihm danach ist. Wenn du deine eigenen Tränen annimmst und wertschätzen lernst, wirst du einem Kind dieses Vertrauen eher geben können, denn seine Angst, dich mit seinen Tränen an den Verlust zu erinnern, kann damit überflüssig werden.

5. Erlaube ihm auch ausdrücklich alle so genannten negativen Gefühle wie Hass, Wut oder Schuldgefühle. Sie gehören zu jedem Trauerprozess und müssen ausgedrückt werden, weil sie sonst die Seele und das Herz des Kindes vergiften.

6. Gib einem Kind nicht nur die Möglichkeit zu Gesprächen, sondern ermutige es auch, seine Gefühle auf unterschiedliche Art auszudrücken, zum Beispiel durch Malen, Schreiben oder Musizieren, und sei gewiss, dass jeder kreative Ausdruck heilsam wirkt.

7. Der größte Gefallen, den du einem trauernden Kind tun kannst, ist jedoch der Versuch, dich deiner eigenen Trauer zu stellen. Wenn du dich deiner Trauer, deinen Tränen und Ängsten nicht verschließt, sondern sie offen zeigst, kannst du einem Kind ein lebenswichtiges Vorbild sein und ihm glaubhaft vermitteln, dass Trauer und Freude zusammengehören und dass auch ein „abschiedliches" Leben sinnvoll und lebensfroh gelebt werden kann.

Glossar

Affekt Art und Grad der Emotionen, die jemand zeigt. Als „angemessenen Affekt" bezeichnet man Emotionen, die einer Situation entsprechen; „unangemessene Affekte" sind Emotionen, die eine abnorme Reaktion darstellen, etwa wenn man angesichts einer Tragödie lacht.

Affektdurchbruch Reaktion auf eine chronische Traumatisierung. Umfasst das Fehlen der Selbstkontrolle von Impulsen (Selbst- und Fremdverletzung möglich), Selbstanklagen und Selbstvorwürfen (vgl. Affekt).

Amnesie – retrograd und anterograd Gedächtnisverlust bzw. Erinnerungsdefizite rund um die traumatischen Situationen. Amnesie kann zeitweilig oder andauernd sein. Sie kann sich auf Teile des traumatischen Geschehens oder auf das gesamte traumatische Geschehen beziehen. Man unterscheidet zwischen retrograder (Gedächtnisverlust für die Zeitspanne vor einem schädigenden Ereignis) und anterograder (Gedächtnisverlust für die Zeitspanne nach einem schädigenden Ereignis) Amnesie.

Angst Bezeichnung für ein Gefühl der Unruhe, Beklemmung oder drohender Gefahr – auch wenn keine reale Gefahr droht –, das mit körperlichen Symptomen, wie z. B. beschleunigter Herzschlag, heftiges Herzklopfen, Atemschwierigkeiten und Schwitzen, sowie Verhaltensänderungen einhergeht (vgl. Vermeidung).

Bewältigungsstrategie Strategien, die die Fähigkeit eines Menschen zur Bewältigung von Schwierigkeiten oder Anpassung an neue Lebensumstände oder Stress, umfassen.

Bindungsperson Person, zu der man ein starkes emotionales Band entwickelt hat bzw. an die man sich gefühlsmäßig bindet.

Chronische Trauer Wenn im Trauerprozess über längere Zeit keine Neuanpassung erreicht wird (vgl. pathologische Trauer).

Deckerinnerung Erinnerung, die eine andere Erinnerung verdeckt oder versteckt. So kann man sich, z. B. verbunden mit einem unangenehmen Schuld- oder Schamgefühl, an das Aussehen von Dingen oder Gerüchen erinnern, nicht aber daran, wie die konkrete traumatische Situation gewesen ist. Taucht dann irgendwo dieser Geruch wieder auf, so taucht man wieder in diese Deckerinnerung ein, ohne sich an die gesamte traumatische Situation erinnern zu können.

Depersonalisation Empfinden, sich selbst fremd zu sein, sich selbst fremd zu finden.

Depression Eine psychische Störung, gekennzeichnet durch Niedergeschlagenheit. Zu den Symptomen können Verlust des Interesses an den üblichen Beschäftigungen, Veränderungen von Appetit und Schlaf, Müdigkeit, Verzweiflung, Gefühle von Wertlosigkeit und Selbstmordgedanken zählen.

Derealisation Gefühl, als wäre alles, was geschieht, nicht real bzw. man erlebt es, als würde man es im Kino sehen.

Desensibilisierungstechniken Es gibt verschiedene Desensibilisierungstechniken. Macht beispielsweise der Gedanke an das Ereignis keine Angst mehr, kann man an den Ort des Ereignisses gehen und lernen, hier angstfrei zu sein, oder einen neuen gedanklichen Weg finden und sich dadurch weniger schuldig zu fühlen (= kognitive Umstrukturierung).

Direkte Traumatisierung Eine Person wurde selbst traumatisiert (vgl. indirekte Traumatisierung).

Dissoziative Mechanismen „Abspaltung". Es gibt zwei Hauptformen dieses psychischen Mechanismus: (vgl.) Derealisation und (vgl.) Depersonalisation.

EMDR Eye Movement Desensitization and Reprocessing.

Emotion Gefühl.

Entwicklungsstörung Hauptmerkmal dieser Störung sind Schwierigkeiten beim Erwerb von altersgemäßer Intelligenz und kognitiven Fähigkeiten.

Indirekte Traumatisierung Ein Angehöriger ist von einer Traumatisierung betroffen (vgl. direkte Traumatisierung).

Kognition Geistige Vorgänge, zu denen Funktionen wie Wahrnehmung, logisches Denken, Intuition, Urteilen und Gedächtnis zählen.

Kognitive Entwicklung Der Erwerb von Denkfähigkeit, Intelligenz und Problemlösekompetenz im Verlauf der menschlichen Entwicklung (vgl. Kognition).

Kognitive Faktoren Beispielsweise Wahrnehmung, logisches Denken, Intuition, Urteilen und Gedächtnis (vgl. Kognition).

Kognitive Umstrukturierung Gehört zu den Desensibilisierungstechniken. Macht z. B. der Gedanke an das Ereignis keine Angst mehr, kann man an den Ort des Ereignisses gehen und lernen, hier angstfrei zu sein, oder einen neuen gedanklichen Weg finden und sich dadurch weniger schuldig zu fühlen.

Konditionierung Eine Form des Lernens (Neulernen und Umlernen). Beim klassischen Konditionieren wird ein Reiz eingesetzt, um eine Reaktion auszulösen.

Krisenintervention Eine zeitlich befristete Therapie, die die Aufgabe hat, in seelischen Krisen zu intervenieren und zur Wiederherstellung der Bewältigungsfähigkeiten beizutragen.

Kriseninterventionsteam (KIT) Fast alle größeren Städte verfügen über Teams (bestehen z. B. aus Psychologen, Sozialarbeiterin, Psychotherapeuten, Einsatzkräften mit Zusatzausbildung), die am Ort des traumatischen Geschehens beginnen psychosoziale Hilfe zu leisten. Manchmal sind dies auch Seelsorger.

Lebensprävalenz Anzahl erkrankter Personen zu einem gegebenen Zeitpunkt in einer definierten Population.

Lebenszeitinzidenz Anzahl neu auftretender Fälle (Erkrankungen) in einer definierten Population innerhalb eines bestimmten Zeitraums.

Mandelkern (Amygdala) Teil des Gehirns, Ansammlung mehrerer Kerne im vorderen Abschnitt des Frontallappens. Im Gehirn zuständig für die Kontrolle von Gefühlen, die durch körperliche Reize und emotionale Erinnerungen ausgelöst werden.

Neuropsychologische Vorgänge Geistige Funktionen wie allgemeine intellektuelle Leistungsfähigkeit, Konzentration, Aufmerksamkeit, Lernfähigkeit, Denkprozesse sowie deren Abläufe.

Panik Starke Angst mit körperlicher Begleiterscheinungen wie z. B. Schweißausbruch, flache Atmung, Herzklopfen, körperliches Unbehagen.

Pathologische Trauer Krankhafte Trauer (bzw. ungelöste Trauer), wenn der Trauerprozess entweder außergewöhnlich intensiv erlebt wird (vgl. übertriebene Trauer), über längere Zeit keine Neuanpassung erreicht wird (vgl. chronische Trauer) oder zeitlich sehr spät nach dem Verlust (vgl. verzögerte Trauer) erlebt wird.

Phantasie Vor dem geistigen Auge entstehende Bilder, wie in Tagträumen; sie können bewusst gesteuert sein oder unbewusste Wünsche widerspiegeln.

Posttraumatische Belastungsstörung Psychische Störung, die sich nach einem traumatischen Erlebnis entwickelt, kurz mit „PTBS" abgekürzt.

Psychiater Facharzt für die Behandlung psychischer Störungen.

Psychologen Fachleute, die das wissenschaftliche Studium der Psychologie absolviert haben.

Psychopharmakatherapie Medikamentöse Behandlung von psychischen Krankheiten.

Psychosomatische Beschwerden Körperliche Beschwerden bzw. Symptome, die das Ergebnis psychologischer Faktoren sind.

Psychotherapeuten Fachleute für Psychotherapie, die eine Form von Behandlung für psychische Störungen darstellt, bei der Gespräche und Übungen eingesetzt werden, um Symptomlinderung, Verhaltensänderung und/oder Selbstentfaltung zu erzielen.

PTBS Posttraumatische Belastungsstörung. Psychische Störung, die sich nach einem traumatischen Erlebnis entwickelt.

Regression Rückfall in Verhaltensweisen früherer Altersstufen.

Spieltherapie Eine Form von psychologischer Therapie, bei der Kinder mit Hilfe von Puppen oder anderem Spielzeug Probleme ausleben.

Symbolisierungsfähigkeit Die Fähigkeit, etwas symbolisch auszudrücken, also nicht sprachlich.

Trauer Gefühle von Schmerz und Verlust, die man bei Tod oder Trennung eines geliebten Menschen empfindet.

Übertriebene Trauer Wenn die Trauer außergewöhnlich intensiv erlebt wird (vgl. pathologische Trauer).

Ungelöste Trauer Vgl. pathologische Trauer.

Verleugnung Ein psychischer Schutz- oder Abwehrmechanismus, bei dem unerfreuliche Realitäten vom Bewusstsein fern gehalten werden bzw. stellt sie eine automatische, unbewusste Reaktion auf eine Bedrohung, die durch Konflikte oder Angst ausgelöst wird, dar.

Verzögerte Trauer Wenn die Trauer zeitlich sehr spät nach dem Verlust erlebt wird (vgl. pathologische Trauer).

SpringerPsychologie

Katharina Pal-Handl, Regina Lackner,
Brigitte Lueger-Schuster

Wie Pippa wieder lachen lernte – Ein Bilderbuch für Kinder

Illustrationen von Christiane Nöstlinger.
2004. 39 Seiten. 34 farbige Abbildungen.
Format: 20 x 24 cm
Gebunden **EUR 9,90**, sFr 17,–
ISBN 3-211-22415-7

Jedes Kind kann von einem traumatischen Ereignis betroffen werden, sei es durch den plötzlichen oder unerwarteten Tod eines Familienangehörigen, sei es durch einen schweren Verkehrsunfall oder durch das Erleben einer Naturkatastrophe. Viele Kinder wirken nach außen hin unauffällig, doch quälen sie sich innerlich mit Phantasien, wie etwa, dass sie durch ihr schlimm sein das Ereignis verschuldet haben.

Pippa und Leo-Rix – ein traumatisiertes Mädchen und sein Helfer, der Löwe Leo-Rix – bieten die Möglichkeit, dass sich das betroffene Kind ausdrückt und Fragen stellen kann. Durch die Identifikation mit den beiden Figuren und den Bezug zum eigenen Erlebnis, welches in eine Sprechblase eingetragen oder gezeichnet werden kann, hat das Kind die Möglichkeit – unterstützt durch Angehörige, Therapeuten oder Helfer – sein traumatisches Erlebnis prozesshaft zu verarbeiten.

Die Geschichte ist eindrucksvoll mit Grafiken von Christiane Nöstlinger illustriert.

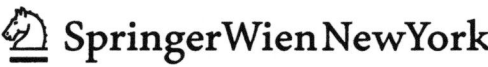

P.O. Box 89, Sachsenplatz 4 – 6, 1201 Wien, Österreich, Fax +43.1.330 24 26, books@springer.at, **springer.at**
Haberstraße 7, 69126 Heidelberg, Deutschland, Fax +49.6221.345-4229, orders@springer.de, springer.de
P.O. Box 2485, Secaucus, NJ 07096-2485, USA, Fax +1.201.348-4505, orders@springer-ny.com, springeronline.com
Eastern Book Service, 3-13, Hongo 3-chome, Bunkyo-ku, Tokyo 113, Japan, Fax +81.3.38 18 08 64, orders@svt-ebs.co.jp
Preisänderungen und Irrtümer vorbehalten.

SpringerPsychologie

Regina Lackner

Wie Pippa wieder lachen lernte – Therapeutische Unterstützung traumatisierter Kinder

Illustrationen von Christiane Nöstlinger.
2004. Etwa 100 Seiten. Etwa 15 Abbildungen.
Format: 20 x 24 cm
Broschiert etwa **EUR 19,90**, sFr 34,–
ISBN 3-211-22414-9

Traumatische Ereignisse können jedes Kind treffen. Therapeuten und Helfer können daher jederzeit in die Situation kommen, angemessene Hilfestellung zu geben. Dieser Ratgeber liefert Hintergrundwissen über die Dynamik des Traumas, den Umgang mit Verlusten und den entwicklungspsychologischen Prozess des Kindes, um es bei der prozesshaften Aufarbeitung zu unterstützen.

Das Buch nimmt dabei thematisch Bezug auf das in der Reihe erschienene Bilderbuch „Wie Pippa wieder lachen lernte", in dem die traumatisierte Pippa und ihr Helfer, der Löwe Leo-Rix, gemeinsam ein traumatisches Erlebnis bewältigen. Zusätzlich werden auch praktische Anregungen für den Umgang mit Freunden und Schulkollegen des betroffenen Kindes sowie hilfreiche Informationen über Beratungsstellen, Webpages und weiterführender Literatur für Deutschland, Österreich und die Schweiz gegeben.

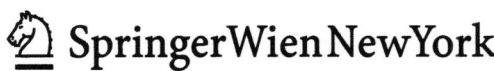

P.O. Box 89, Sachsenplatz 4–6, 1201 Wien, Österreich, Fax +43.1.330 24 26, books@springer.at, **springer.at**
Haberstraße 7, 69126 Heidelberg, Deutschland, Fax +49.6221.345-4229, orders@springer.de, springer.de
P.O. Box 2485, Secaucus, NJ 07096-2485, USA, Fax +1.201.348-4505, orders@springer-ny.com, springeronline.com
Eastern Book Service, 3–13, Hongo 3-chome, Bunkyo-ku, Tokyo 113, Japan, Fax +81.3.38 18 08 64, orders@svt-ebs.co.jp
Preisänderungen und Irrtümer vorbehalten.

VOR MIR LEBEN PUR.
VitalPlan PLUS
Gesund leben wird belohnt.
VitalPlan PLUS
Mit erweiterter Gesundheitsvorsorge, FitnessProfil, VitalCoach,
VitalHotel und Ermäßigungen fürs FitnessCenter.
Näheres unter www.uniqa.at
UNIQA
und sicher.

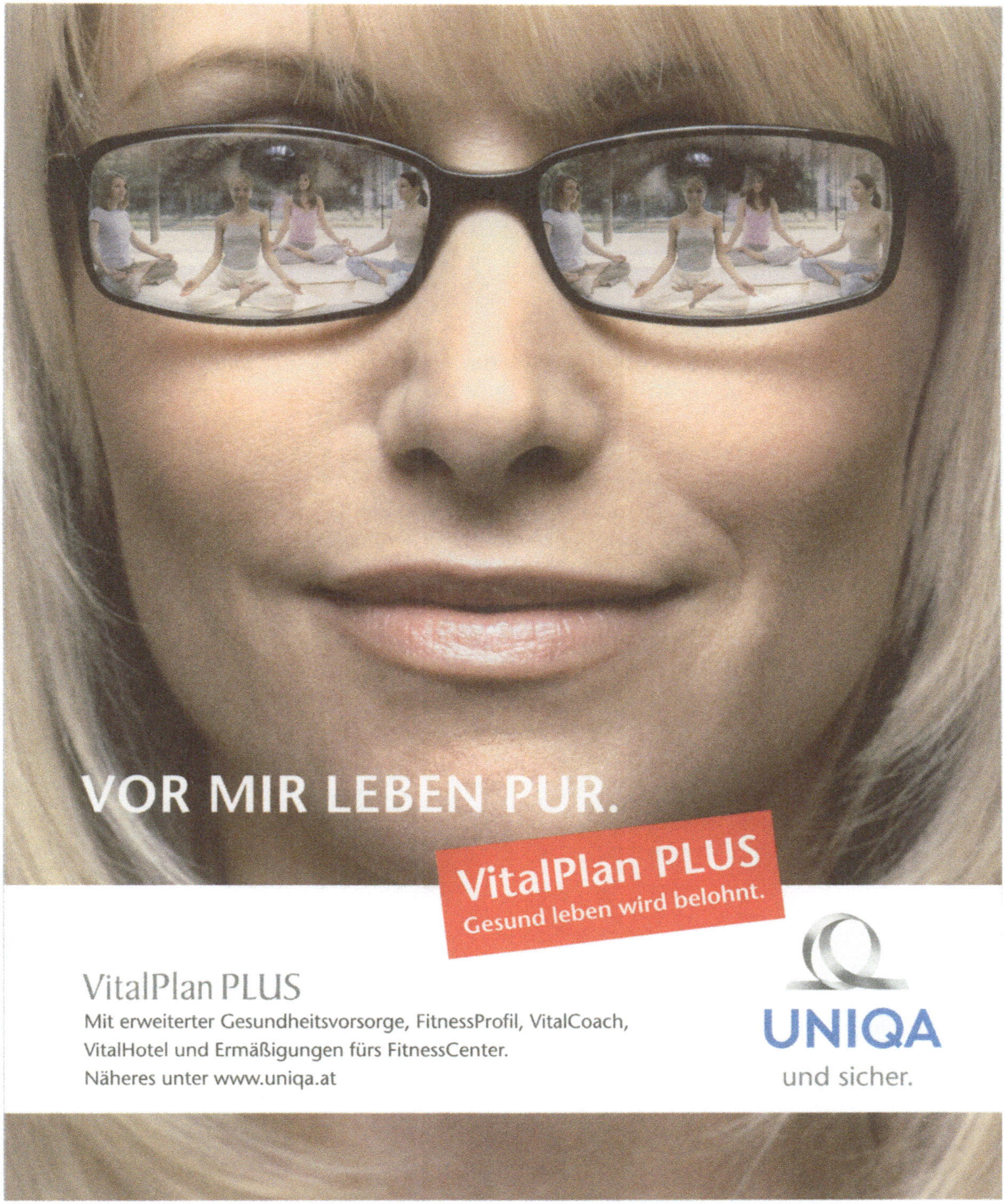

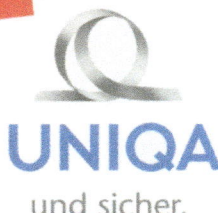

Springer und Umwelt

ALS INTERNATIONALER WISSENSCHAFTLICHER VERLAG sind wir uns unserer besonderen Verpflichtung der Umwelt gegenüber bewusst und beziehen umweltorientierte Grundsätze in Unternehmensentscheidungen mit ein.

VON UNSEREN GESCHÄFTSPARTNERN (DRUCKEREIEN, Papierfabriken, Verpackungsherstellern usw.) verlangen wir, dass sie sowohl beim Herstellungsprozess selbst als auch beim Einsatz der zur Verwendung kommenden Materialien ökologische Gesichtspunkte berücksichtigen.

DAS FÜR DIESES BUCH VERWENDETE PAPIER IST AUS chlorfrei hergestelltem Zellstoff gefertigt und im pH-Wert neutral.

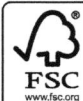

MIX
Papier aus verantwortungsvollen Quellen
Paper from responsible sources
FSC® C105338

If you have any concerns about our products,
you can contact us on
ProductSafety@springernature.com

In case Publisher is established outside the EU,
the EU authorized representative is:
**Springer Nature Customer Service Center GmbH
Europaplatz 3, 69115 Heidelberg, Germany**

Printed by Libri Plureos GmbH
in Hamburg, Germany